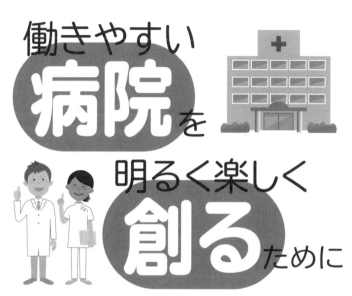

働きやすい病院を明るく楽しく創るために

―知って得する対応力アップのコツ―

地方独立行政法人 桑名市総合医療センター顧問

野中時代
NONAKA Jidai

文芸社

監修のことば

◇時代（じだい）さんという人

　とにかく凄い人である。エネルギーの塊と云うのは、こういう人のことを言うのだろう。

　どこの病院でも最大の組織である看護部の頂点にいながら、徹底した現場主義である。朝一番、誰よりも早く出勤し、夜遅くまで病院内を駆け回る。あらゆる部署に顔を出し、誰にも気軽に声をかけ耳を傾ける。看護師はもとより、医師、技術職員、事務職員、守衛のおじさん、掃除のおばちゃんと、その範囲は幅広い。遠くにいても、その明るい笑い声が聞こえてくる。スタッフ不足で仕事に追われている現場を見れば、そのまま入って手伝う。受付が混雑し患者さんが右往左往しているのを目にすれば、事務職員と一緒に交通整理に汗を流す。この人が看護部長室に座っているのを見たことがない。

　また怖いもの知らずである。上司であろうがなかろうが、理不尽であれば、ものおじしない。横柄な医者がいれば、行って、もの凄い勢いでたしなめ、終わりには少し褒めて、医者のプライドを傷つけない。そのため院長などの管理職からは姉のように、若い医師からは母のように慕われる。

　さらに数字にもめっぽう強い。膨大で複雑な診療報酬制度の全項目が、頭の中の抽斗にきちんと整頓されていて、必要な個所をいつでも取り出せる。年齢も経験も専門性も異なる多数の看護師の配置や診療業務の見直しなども、数字を使って合理的に算定する。したがって病院経営者としての手腕も一流である。

　そんな時代さんは、愛知、三重の3病院の看護部長を歴任し、いずれの病院においても診療レベルの向上と経営改善、組織改革に大きな足跡を残した。さらに桑名市総合医療センターでは、官民三病院の統合、再編という大事業が行われたが、そこでも大きな役割を果たした。

　本書には、それらの病院における改革の過程で、時代さんの得た貴重な体験と知見が、要領よくまとめられている。「働きやすい職場にするためには、明るく楽しくやらねばならない」という時代さんの持論は、単に病院だけでなく一般の職場にも通じる公理であろうと確信している。

三重県病院協会理事長
桑名市総合医療センター理事長
竹田　寛

はじめに

　筆者は、官民の病院を看護部長職として渡り歩いた中で、「経営は現場にある」と自己に言い聞かせ、常に現場を歩き回る。
その目的は、働きやすい病院を明るく楽しく創るためである。その中でも医師を上手に支援し、ポジティブに仕向けることを特技としている。
　院長との円滑なコミュニケーションの取り方や対応が難しい医師へのアプローチ方法などについては、事例を掲げ、今までの職責で培った対応内容をそのまま記載してあるので、成りたての看護管理者（看護師長含む）は真似てみるのもよい。
「医療の稼ぎマン」と言われている医師が本領を発揮すると病院は活性化し、経営は上向きになる。医師達がポジティブになると周りの職員も刺激され、職場は良いチーム医療が成立する。同時に良い意味での人材育成ができ、医療の質向上も図れる。
　看護部長や部署の責任者は、働きやすい職場作りを根底に、現場をくまなくラウンドし、どの職種にも働きかけていく。組織は人なりといわれるように、職員各自の能力が発揮できるようにコーチングする仕掛人は看護部長や部署の責任者の役割と考えている。
　今回、筆者が看護部長（副院長）として取り組んだ病院改革内容を、8つのキーワードに分けて説明した。各キーワードには具体的な事例を入れてあるので、自分の施設や部署に引用できる項目をアレンジし、看護管理職を楽しく、実践する一助になればと考える。
　総論は看護師長達も活用できるキーワードがいくつもあるので、現場で困った時には支援策として使ってほしい。
　そして、途中には、コーヒーブレイクとして、筆者の失敗談を掲載しているので、笑いながら楽しく目を通していただけると幸いである。

野中　時代

働きやすい病院を明るく楽しく創るために
―知って得する対応力アップのコツ―

CONTENTS

応用編　経営基盤の異なる3病院の
円滑な統合に向けた看護部長の取り組み

I.

管理者は元気ハツラツ
さわやかな笑顔美人をめざそう

Ⅰ．管理者は元気ハツラツ・
さわやかな笑顔美人をめざそう

　朝から笑顔がなく、難しい顔をしているリーダーの職場は、リーダーに気を使い、チーム員全体が笑顔に乏しく、暗い雰囲気になる。一方、明るく活気があるリーダーの職場は、自然と明るい雰囲気が全体に醸成される。このようにチームリーダーのあり方は職場の雰囲気に影響を与え、業務を円滑に展開する重要な鍵となる。

　8つのキーワード（Ⅰ．～Ⅷ．）は、著者が働きやすい職場を創るために常に心がけたことである。

　1　勤務中は笑顔・元気・さわやかに、を意識して行動する。

　2　元気な第一声は、雰囲気を変える。

　3　トップになる人は元気であることが重要。周りも元気になる道標になる。

勤務中は上記1～3の姿を維持できるよう努力する。

❶キーワードⅠを満たす必須要件

(1)短期間に職員の顔と氏名を一致させる努力をする。

(2)自ら、元気がでるような挨拶を積極的に実施する。そして声のトーンはさわやかに。

(3)現場の全ての方々に感謝の声かけをする。臨時職員、委託の方にも声かけする。

　笑顔を絶やさない、そして笑顔美人を目指す。笑顔は人を近づけるツールである。また、笑顔は誰もが作り出せる最強の「幸せ」である。

❷現場ラウンド時の姿勢と行動

(1)毎日、元気よく、ラウンドする。

　ラウンド場所は病棟・外来部門、薬剤部・検査科・放射線科、栄養科、リハ部門など全ての部門をラウンドする。部署が多ければ、2日間でラウンドしてよい。問題を抱えた部署など、優先順位を決めてラウンドする。定期的にラウンドすることにより、ラウンドを待ち望む職員も出てくる。

(2)職員の氏名を短期間に覚える。

●各部署の役職者を先に覚えることを心がける。

　　その後は名を呼び、声かけする。氏名を呼ぶことは個人を承認したことに繋がる。

●医師名はできるだけ、早く覚える。

　　医師名は院長・副院長はもとより診療科の部長に、自ら歩み寄り、声をかける。技術面、診療科全体の良い面を見つけて報告。時には患者からの誉め言葉や看護師はじめ、いろいろな職種の人からの誉め言葉なども伝える。

●職員（委託職員含む）名のインプット方法

　　何かに例えて覚える方法として、身長は低いが山本さん、接遇の良い田中さん、委員会でよく発言する伊藤さんなど、他人より秀でている面を名前と結びつけて覚える。ラウンド時は遭遇した場面と、関与したスタッフをメモする。できるだけ氏名を呼ぶように心掛ける。

Ⅱ.
タイミングよく感謝の言葉と
励ましの言葉かけ

Ⅱ. タイミングよく感謝の言葉と 励ましの言葉かけ

※重要※
　管理者は現場スタッフのお陰で、自分の地位が保たれていることを常に忘れてはいけない。「ありがとう」の感謝の言葉は相手を肯定する最も簡単な方法である。肯定する＝承認したことにもなる。お礼の言葉はタイミングよく、相手の顔を見て伝える。

❶　朝一番、救急外来担当者への感謝の言葉かけ

(1)出勤したら、当直看護管理者と救急外来スタッフ（医師も含め）への感謝とねぎらいの言葉かけを行う。

(2)そして、夜間の状態をいち早く、キャッチする（夜間の救急外来患者数と入院患者数を含め、夜間のトピックスなどを聞く）。毎朝、聞くことにより、スタッフは夜間の救急状況を報告してくれるようになる。

❷救急外来と入院先病棟が助け合った内容の報告事例

　入院患者を数人、しかも続けて快く受け入れてくれた病棟への感謝の言葉が救急スタッフより聞ける。その病棟に向かい、感謝とねぎらいの言葉をかけると夜勤スタッフは「救急外来のスタッフに助けられました」と感謝の言葉が反対にもらえた。

❸看護師長からの報告を受けた後の現場訪問

　朝、夜間状況の報告内容から、優先順位を決めて、病棟を訪問する。
例えば、夜間急変対応の報告を受けたときは、すぐ、その病棟へ向かい、夜勤者にねぎらいの言葉かけと一命を取り留めたことに感謝の言葉を伝える。夜勤者は「あと少し、残務整理に頑張ります」と笑顔になった。

❹数日間休んでいたスタッフへの声かけ

　数日間休んでいたスタッフに「お子様は大丈夫ですか。大変でしたね」の声かけに彼女は驚いていた。そのスタッフは以後、前向きに頑張っていると看護師長より

報告があった。

❺アウトソーシングの方々への声かけ

　アウトソーシングの方々への声かけを意識して行う。洗濯場、クリーンスタッフ、営繕部門、総合受付や守衛の人、SPD 担当者には感謝の言葉とねぎらいの言葉かけを忘れてはいけない。時にはラウンド時に、職場を訪問する。彼らの大変さを肌で感じ取る機会となる。

Ⅲ.
根回し上手な管理者をめざそう！
根回し上手は、仕事上手‼

Ⅲ．根回し上手な管理者をめざそう！
根回し上手は、仕事上手‼

1．「根回し」とは

　日本人の特技といわれている根回しは、重要な会議を含め、交渉を円滑に図るための下相談であり、本番を円滑に運用するツールとなる。

　根回しは外国ではプレミーティングと呼ばれている。

❶根回しを行うタイミングとは
　(1)意思決定をするのに関係する人が多いとき
　(2)難題の会議に取り組むとき
　(3)新規事業に取り組むとき。特に変革しようとするとき
　(4)費用や予算が大きいとき
　などの場合に根回しが必要である。

❷根回しが上手な人とは
　(1)リサーチ力や人脈がある人
　(2)行動力がある人
　(3)根回しする相手の順番を間違えない人
　　（上司より先に、スタッフに伝えたことで、憤慨する上司もいる）
　(4)相手の過去を否定しない人、プライドを壊さない人

❸根回しはこまめに行う
　(1)根回しはゴマすりではない
　(2)先に賛成派を作るためである
　(3)根回しは配慮・気遣いである

２．根回しが効果的だった事例

> 事例 1 ┃ 他科の診療科部長と円滑なコミュニケーションがとれない
> 　　　　 糖尿病センター長のサポート

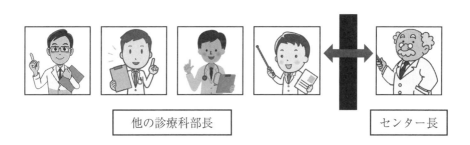

他の診療科部長　　　　　　　　　　　　　センター長

❶各診療科部長への根回し

(1)糖尿病センター第 1 回委員会開催までに、同科の女医と資料を作成する。その後整形外科部長、皮膚科部長、眼科部長、循環器内科部長に糖尿病センター設立の説明と協力依頼をお願いしたことを糖尿病センター長（以後センター長）に報告する。同時に「関連の 4 科の部長にはお願いしてありますので直接、センター長から依頼の電話を入れて下さい」とお願いする。

(2)数日後、整形外科部長、皮膚科部長、眼科部長、循環器内科部長より、「委員会開催 3 日前だが、センター長から、依頼の言葉かけがありません」と電話が入る。

(3)そこで、私の PHS から、担当の各診療科部長に電話を入れ、その場で、すぐにセンター長に電話を替わってもらう方法をとった。私の横で、センター長は頭を下げながら、お願いしていた。電話終了後には「ありがとう。趣旨がすぐ通じたよ。助かったよ」と笑顔になっていた。

❷根回し効果

(1)糖尿病センターの第 1 回委員会開催時、各診療科部長や運営プロジェクト委員など総勢30人が集まり、根回しの効果が表れた会議となる。

(2)センター長の挨拶には、感謝の言葉と協力のお願いが入っており、各診療科部長は毎回、委員会開催時には15分間の講義担当を交代で引き受けてくれた。

(3)このセンターの経営貢献プロジェクト（透析予防外来、フットケア、糖尿病教

室）の取り組みは徐々に件数が増加し、収益に貢献した。

事例2 地域連携福祉協議会の活性化を図るための根回し
※総合病院（300床）に地域連携福祉協議会を立ち上げる前の根回し

❶地域医療施設から、総合病院への不満

(1)患者が総合病院の救急外来を受診すると、付き添ってきた看護師が2、3時間拘束される。この拘束時間中は施設にとっては看護師不在となる。

(2)夜間や救急外来受診時などは、施設に医師が不在のため、診療情報提供書を持参できないときがある。

(3)予約以外の患者は、4時間以上待たされ、昼の経管栄養が補給できないこともある。

(4)地域の意見を吸い上げてくれる場がない。総合病院の態度は横柄である。

などの意見があった。

❷総合病院内での根回し

(1)地域医療施設からの意見を看護師長会議や医局会で報告する。

(2)情報提供用紙の様式が各施設独自であり、内容がわかりにくい。また、老健施設からの紹介患者の受け入れ方法など、検討する必要があると意見があった。

❸根回し結果と成果

(1)立ち上げた地域連携福祉協議会は、地域医療施設の代表と総合病院の副院長、看護部長、看護師長、事務が参加し、積極的に意見交換ができるようになった（月1回開催）。

(2)地域治療施設と総合病院間の問題点、総合病院への紹介数と逆紹介数、事例紹介等の項目を検討できた。

(3)地域医療施設の紹介状を統一した結果、看護師の拘束時間が5〜10分に短縮された。

(4)平日は外来看護師長が担当となり、夜間は救急外来看護師が担当することで、紹介患者の受診がスムーズになった。

(5)地域医療施設からは、看護師が速やかに職場に戻るようになり、介護職員が安心
　して働けるようになったと意見があった。

(6)地域からの紹介患者が、以前に比較して月4、5名増加した。

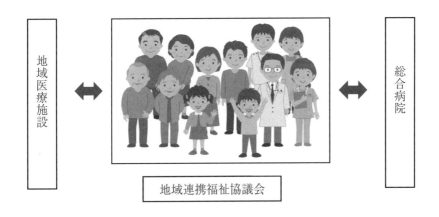

地域医療施設　←→　地域連携福祉協議会　←→　総合病院

事例3　取り組み目標を検討するグループワークの根回し
テーマ：病院の生き残りをかけ、収益をアップする取り組み

❶各グループリーダーへの根回し

　　外来グループリーダー（放射線科・栄養部門・リハ部門・検査部、一般外来の各責任者）、健診グループリーダー（副看護師長・事務）、入院グループリーダー（各責任者一般・療養病棟・医事）に対し、資料を基にグループワーク展開方法について前もって説明する。

❷グループワーク用の資料持参又は各部署実績一覧表持参

　　目標値設定時に必要な現状値を調査し、当日持参する。現状値とは各部署の実績数（例：リハではPT・OTが担当した件数など）を一覧表、またはグラフ化して持参する。

❸当日のグループワーク30分間の成果

(1)現状値が可視化でき、目標値の設定に速やかに取り組めている。

(2)他部署の現状値を知ることにより、活発な意見交換が行われている。

(3)討議時間30分間が有効活用できている。

　　グループワーク後の発表では討議内容をポスターセッション形式で行う。

❹根回し効果

(1)アドバイザーとして参加した院長や副院長、事務部長には「短時間にここまで発表できるとは思わなかった。グループワークは活気があり、雰囲気がとてもよかった」と好評であった。

(2)ポスターセッションによって、普段交流のない部門の取り組みが可視化でき、他部署の業務を理解する機会にもなった。

(3)グループワーク後は積極的な挨拶など、以前より職員間のコミュニケーションが良くなった。

◎ポスターセッション

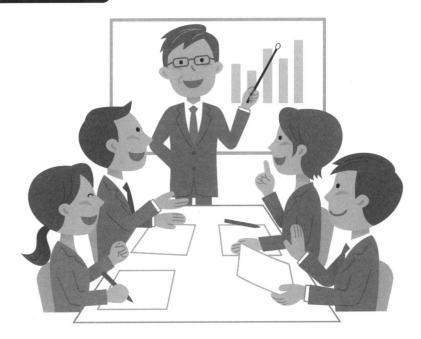

◎グループワーク

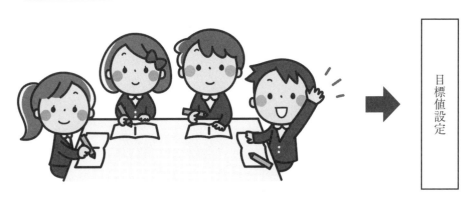

目標値設定

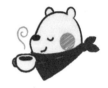

コーヒーブレイク（失敗談）

◇胃亜全摘術の直接介助者を担当したとき

　手術途中で「全層（粘膜・筋膜、漿膜）」と医師が声を出す。私は「承知しました」と、直針に３号絹糸を通す準備にはいる。絹糸に斜めに切り込みを入れても直針に通すことができない。待たせてはいけないとあせる。何度、実施しても通らないとき、とっさに母親が浮かんだのである。母は裁縫時、なめて、こよりながら通していることを思い出した。パッとマスクをずらし、３号絹糸をなめて通すとうまくいったので「準備できました」というと、「今、何やった」「ハイ、なめて通しました」。みんながエッという顔をする。「時代、あんた、直接介助の資格なし。今からすぐ、交代」といわれ、手を下ろす。その夜、母に電話で伝えると、「せっかく通したのに、よかろーにね」と九州弁の母親の慰めであった。

◇股関節脱臼した患者のベッド柵事件

　国道19号線の単車転倒事故で運ばれた患者は、股関節が脱臼していた。イソゾール麻酔で整復を試みるも整復できず、○○国立病院の整形外科医師が来てくれることになった。とりあえず、覚醒した患者を病室待機ということで、ストレッチャーで運び、ベッドに移す。人手がなく、２名の看護師で、上半身の次に下半身と移動する。「専門の医師が来て下さいますので、もう少し待ってください」と説明し、病室を出るや否や、「ドーン」。患者がベッドから転落したのである。本人は寝返りをしたようである。本当に「目の玉が飛び出るほど」びっくりした。患者が「看護婦さん、足が自由になった」と動かすのである。なんと、転落で股関節脱臼が整復されたのです。原因はベッド柵のつけ忘れであった。けがの功名だが、笑いごとでは済まされない話であった。

　今はこの経験から、ベッド柵の確認を必ず実践している私がいる。

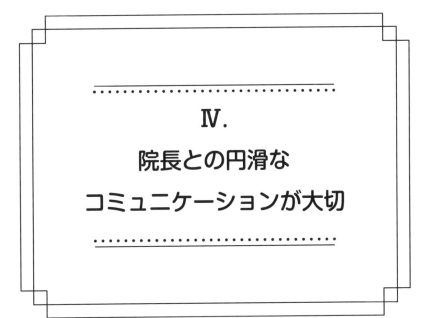

IV.

院長との円滑な

コミュニケーションが大切

Ⅳ．院長との円滑なコミュニケーションが大切

　院長と事務長、看護部長はトライアングルであると考えている。

　毎日、院長に報告する内容を考えておく必要がある。報告時は対面がベストだが、電話報告でもよい。（メールで入れた時はその旨を伝える）

1．院長への報告内容

❶病床の稼働率や運用状況

❷夜間のトピックス

❸院長に尋ねたいこと

❹医師をはじめ現場が頑張っているホットなニュース

❺他施設からの訪問客があったときや予定

❻院長報告時に守ること

　　医師の悪口を言わないように心がける。評判の悪い医師が何か良いことをしたときは、声を弾ませて報告する。

❼報告時間は院長に合わせる

　　できれば朝、定期的に報告するとよい。

2．院長の性格分析を行うことも必要

　相手の性格にあわせて話題を選び話し方を工夫する。浅川智仁氏によると人の性格は4タイプがあるといわれている。この内容をインプットし、対応するのも1つである。

┌───┐
4タイプの性格とは（浅川智仁氏のソーシャルタイプの分類）
   ① 楽天家タイプ   ② 経営者タイプ
   ③ 研究者タイプ   ④ 共感者タイプ
└───┘

以下は筆者のアプローチ方法実例を紹介する。

①楽天家タイプ

感情ワードで話を盛り上げる。暗い人や優柔不断な人が嫌い。このタイプの人の会話では、元気よく明るく「〜です」と言い切るとよい。フィーリングを重視するゆえ、「ワクワクしますね」「楽しみですね」などテンションが高くなるような感情ワードをかけるとよい。見た目を重視するタイプでもあり、持っている小物やセンスを褒めてあげるといい。

┌───┐
| 実例 | 楽天家タイプ（A院長）へのアプローチ方法A
└───┘

(1) A院長分析

ほぼ1年間、病院ラウンドを休んだことがない院長で、酒が大好き。スポーツはテニスをやっている。血管外科の医師である。自分に元気よく挨拶してくれる人は大切にし、その人には自らもジョークを返すタイプである。

(2)アプローチ方法

「毎朝のラウンドありがとうございます。入院患者が院長のお顔を拝見すると元気になるとおっしゃっています」「昨日のテニスは優勝したとのこと。さすがですね」などと声かけすると、ニコニコ顔になった。その後は頻回に看護部長室を覗いてくれるようになった。毎日、声かけと感謝の言葉を伝えることを、心掛けることにより、就任して1か月で院長とのよい人間関係が成立した。

② 経営者タイプ

　歴史が好きな院長に多い。合理的な話し方が好き。話が長い、断言しない、気弱な態度だったりするとイライラする。話はまず、結論から。無駄話は嫌がられる。

　実例 経営者タイプ（B院長）へのアプローチ方法

---

(1)B院長分析

　音楽が好き、歴史に強い。循環器内科の医師である。報告時には報告内容の続きや原因を尋ねられるはずと先読みして準備していくとよい。このタイプは数字に強いタイプでもあり、曖昧な意見を嫌う。心配性でもある。

(2)アプローチ方法

　先読みした内容を質問してきたときは、自信をもって対応することで信頼関係が深まる。その場で、即答できないときは、すぐ調査し、30分以内には何らかの返事をするように心掛ける。

　言い訳を嫌うタイプでもあり、謝るときはその場で謝ることも必要である。また、せっかちであり、もたつくことを好まないため、結果から報告する。心配性の人には、どんなことでも毎日、報告するように心掛け、安心させることも一つである。現場を把握していることで即答できると、自分にも自信がつく。内容を正しく伝えることを意識する。

③　研究者タイプ

　好きなことにはとことん詳しい。褒めるときはその人のこだわりを聞き出すと喜ばれる。数字やデータを重んじる。考察から出た結果などを伝えるとよい。

| 実例 | 研究者タイプ（C院長）へのアプローチ方法

---

(1)C院長分析

　脳神経外科の医師である。じっくり型で、詳細まで気にするタイプであり、適当は通らない。曖昧さを嫌う。手先が器用で、受診患者は県外からの紹介患者も含めて、外来患者は毎回、50人を超えている。専門分野は誰にも譲らないほど、とことんやるタイプである。

(2)アプローチ方法

　「先日は、脳神経外科の専門医を目指している医師が訪問されていたようですが、院長は当院の誇りです」と伝えると笑顔になった。

　ある日「20時過ぎていますよ。インスタントラーメン食べますか」と、唐突に問うと、「ありがとう。食べたい」の言葉が返ってきた。「昼何も食べていないので、インスタントラーメンで落ちついた」と笑顔になった。「お身体大切に」とねぎらいの言葉をかけてその場を去ると、次の日から、抱えている問題を院長自らが相談にきて、重要な会議の根回しもできるようになった。

④ 共感者タイプ

　人間的なつながりを重んじるタイプ。会話では「イヤーわかります」と共感することを示せば好意を持ってくれる。こっちのほうがいいでしょうか？　等、疑問形を使って話しかけ、あまり自己主張しない。さすがですなどの言葉を使うとよい。

┌───┐
│ 実例 共感者タイプ（D院長）へのアプローチ方法 │
└───┘

(1)D院長分析

　産婦人科の医師である。自分が信用した人はとことん、大切にしている。感謝の言葉が言える医師である。今まで、診療科の副院長には外出先を伝えたことはなく、診療以外のことは頼めないという。この院長は、以前、地域連携室長を担当したこともあり、地域連携には気を配る。

(2)アプローチ方法

　他の副院長には、この内容を伝えていいですかとその都度確認する。地域連携間で何かあったときは、速やかに報告するように心掛けている。院長の外出後の院内の出来事を翌日必ず、報告する。今までは、事務長から聞いていたとのことで、「看護部長の報告で現場が見えてきた」という。このタイプには「ご相談があります」などと頼っていくとよい。

3. 院長へのアプローチ方法のまとめ

　上記の4タイプにすべての院長が当てはまるわけではないが、時には参考にしても
よい。病院トップの院長は、弱音を吐く場所がない。病院職員の健康や安全を常に考
え、現場に感謝しながら、安心して働けるように、経営の舵取りを行っているはずで
ある。看護部長は、院長の役割を理解し、自ら、寄り添うことが重要である。そして、
事務長と共に、院長の片腕になるような気持ちで、弱い点をサポートするとよい。
　三者の円滑なコミュニケーションが成立すると病院は活性化する。

トライアングルの関係

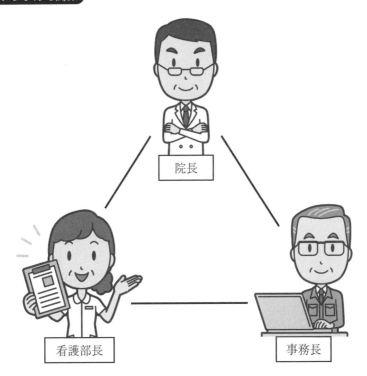

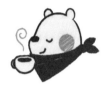

コーヒーブレイク（勘違い話）

◇点滴スタンド事件

　国道19号線の集団交通事故で運ばれた患者で救急外来はごった返す。意識朦朧としている患者にマンニトール製剤を点滴しながら、先輩とストレッチャー搬送しているとき、先輩が「時代さんスタンドもってきて」と言われた。私は頭を打撲しているので刺激を与えていけない。枕灯もあるのに、どうしてかなあと思いつつ、「はい、わかりました」と、寮をめがけて走り出した。田舎で鍛えた短距離の選手である足を活かして走った。10畳の部屋の4人の机の下にもぐり、タコ足から電気スタンドを外し、一目散に病室に向かった。

　病室には電気がついていたので、申し訳ないと思い「遅くなりました。スタンドを持ってまいりました」というと、先輩は目を丸くし、「時代さん外へ出てね。私が持ってきて欲しかったのは点滴スタンドですよ」と大笑いした。その後、1か月間「スタンドちゃん、スタンドちゃん」と呼ばれた私であった。

◇マンホールとマンションの間違い

　交通事故の患者の住所を警察署に報告するときのことである。○○さんの住所を「○○市○○区小幡マンホール201号」と伝えると電話の向こうでクスクス笑っている。何度、伝えても笑っている。そのとき、通りかかった事務長さんが「何やっているの。時代さん」「はい、住所を伝えると警察の方が笑うんです」「どれ、僕が代わってあげる」。カルテを見た事務長さんは大笑いである。「時代さん、マンホールでなく、マンションだよ」と教えてくれた。私の故郷五島列島にはマンションはない。マンホールの蓋をあけてどのように生活しているのかと不思議に思っていた私であった。

V.
怖がられる医師、目立たない医師、友人が少ない医師等へのアプローチ方法

Ⅴ. 怖がられる医師、目立たない医師、
##　　友人が少ない医師等へのアプローチ方法

　性格的にネガティブで、職員に受け入れてもらえない医師、自分中心で協調性のない医師、実はこの医師達は友人が少なく、寂しがりやの人が多い。そのため、看護部長や看護師長は、挨拶・承認の言葉かけを意識して対応するとよい。

●相手から返答がなくても毎日、根気よく声かけや挨拶を繰り返す。
●時には言葉に出して褒める。内容は容姿でも技術でもよい。例えば、ネクタイが似合っているとか、患者からの褒め言葉や、看護師や同僚からの誉め言葉を伝える。
●講義内容がわかりやすかったなど、日常業務以外のことでもよい。

　アプローチ事例紹介

1. 待機当番でも電話をとらない医師へのアプローチ方法

　前日待機当番なのに電話をとってもらえなかった話をすると、その医師は、このPHSは電波が悪いし、僕の家の電波は何をしても悪いのでと答えが返る。いつもこの対応とのこと。時間外の紹介患者は、ほとんど診てくれない医師である。

　ある日こと、この医師が研修医を2人案内しているとき、「○○先生、当院の研修医から、とても評判良いですよ。先生の教え方は、わかりやすい、よく勉強しているなど、声が上がっています」と伝える。横にいる研修医に「とてもわかりやすい教え方なので、なんでも伺って吸収してくださいね」と言葉をかける。

　数日後、地域連携室より、「○○先生が、紹介の重症肺炎患者を診てくれました」との報告を受ける。すぐに、○○先生の所在確認後、地域連携室長と2人で「昨日は紹介の重症肺炎患者を受けていただき、ありがとうございました」というと、「はじめてだよ。お礼を言われるのは」という。

● **この医師の変容**

　その後、この医師は受け持ち患者数が増え、待機当番の電話をとるようになった。

２. 収益は院内で１、２位を争う、
しかし看護師に怖がられる医師へのアプローチ方法

　週２回の手術日は入院患者の回診を６：４０から開始する。８：３０より、手術開始の
ため、手術室も早出で準備する。この医師は手術日は昼休みを取らない。８時間で７、
８件の手術をこなす。そのため、自分のスピードに対応しない看護師にはどなり散ら
す。自分はこんなに頑張っているのに、なんで周囲はついてこないのか、と訴える。
自分の気持ちが通じないと爆発する。周囲はビリビリし、緊張感一杯でストレス大で
ある。時には回診終了後（７：３０頃）、「あの看護師長は給料泥棒だ、やめさせろ」と
看護部長室に怒鳴ってくる。手術日の午後は、間に合わない看護師を怒鳴る。理由を
聞くと、あの看護師は気が利かない、手術室勤務の適応者ではないという。

● **良い面**

　(1)院内診療科医の収益比較でも１、２位を争う医師、朝早くから遅くまで働いている。

　(2)短時間に業務をこなし、手際が良い面が多々ある。負けず嫌い。

　(3)患者さんには信用されている。

● **悪い面**

　(1)自分ひとりで、やった方が早いと、他人に頼まない。同僚医師に頼めない。長年
　　このスタンスである。

　(2)周りが自分のペースに合わせるのが当たり前と思っている。

● **対策**

　(1)業務の一部を看護師が手伝うことを伝え、業務軽減を図る。

　　　例えば、外来診療時の問診やその他、業務負担軽減を図るために、認定看護師
　　を介助者につける。

　(2)普段から、何度も声かけ、意向を聞く。

　(3)診療を多職種メンバーで支援することにより、チームで仕事する仕掛けをする。

●この医師の変容

(1)近寄りがたい○部長が変わったと院内で評判になった。

　　部長会議への出席は皆無に等しい人が、月1回の部長会議に出席するようになった。

(2)年末には、「こんなにも看護師が手伝ってくれるとは思わなかった。今年は本当に充実していた。ありがとう」と挨拶した。

(3)一緒に関わるチーム員に感謝の言葉をかけるようになった。

3．手術室でイライラする医師へのアプローチ方法

　手術室で時々どなるため、手術室の看護師達は萎縮している。私が、手術室に入ると「なんだ、僕を監視しに来たのか」という。「本日、人手不足なので手術着介助担当です」と言って、手術着の介助を行う。「なぜ、昼休みを取らないのですか。空腹だとイライラしてくるでしょう」と聞くと、昼時間に全麻1例は手術できるという。「それでは私が、飲み物を差し入れします」というと、「排尿したくなるから、いらない」という。

　ある日、私は、曲がりストローを付けたリンゴジュースとオレンジジュースを準備し、「区切りのいいところで横にいるのでどうぞ」というと、「オレンジジュース」と言って、手術台から席を外し、ジュースを飲み、手術着交換後、手術台に向かった。「手術中に足踏みして下さい。私が尿器を当ててあげますよ」と返すと、「あなたは面白い人だ」という。周りのみんながニヤニヤする。

●この医師の変容

(1)その後、昼休みを30分間とるようになったとのこと。

(2)手術室認定看護師の活動も加わり、午後からの手術体制を考慮することにより、以前と違い、手術時のイライラがなくなった。

(3)手術室運営会議では「手術を計画通りに行えたのは皆さんのお陰です」と、挨拶したとのこと。

(4)この医師は、病棟においても「この指示お願いします」と、自ら依頼するようになり、看護師達を大切にしてくれる光景が見受けられた。

(5)看護師達は働きやすくなり、患者さんへの安全な医療が提供できる環境となった

と喜んでいた。

4．内視鏡の腕はよいが、診療に積極的でない医師へのアプローチ方法

　数年、内視鏡は1日6件と決めている30代医師。好き嫌いが激しい。うまくいかないとナースステーションで椅子を蹴飛ばす。医局でも孤独で、日常的な院内の規則を注意しても守らない。勝手気ままというイメージがまかり通り、何年か経過していた。

　あるとき、「先生、本日内視鏡を受けた患者さんが、総合案内にいらっしゃって、今日の先生はカメラが上手いわと言ってきましたよ。以前から、職員からも聞いていましたが凄いですね」と報告すると、笑顔が見られた。続けて「先生、内視鏡の腕もったいないですよ。予約に10人くらい入れてください。看護師は間に合う人を準備しますので」とお願いする。その後、徐々にではあるが、合計10人までの予約枠をつくり、内視鏡を実施してくれるようになった。日常のことで看護師達の改善点を申し出てきたときは、この医師の態度や行動を指導した。看護師長達も、毎日、この医師に話しかける努力をした。

●この医師の変容

　(1)トラブル時は、病棟看護師長に謝罪の電話を入れるようになった。

　　　看護師長もこちらも悪いところありと謝罪するようになり、その後、現場と良いコミュニケーションが成立するようになった。

　(2)臨時の内視鏡を依頼されると、スムーズに受け入れるようになった。

5．過ちを許さず、怖くて会話もできない外科部長へのアプローチ方法

●外科部長（以下S部長とする）の紹介

　急性期病院（300床）のS部長が、ナースステーションに顔を出すと、ほとんどのスタッフはナースステーションを出ていく。間違いを見つけると徹底的に犯人捜しをするので、職員は怖いといっている。S部長の若かった頃は、丁寧に教えてもらうことはなく、傍で見て覚える時代だったという。自分で苦労して覚えた手術の技術は正確で早い、出血量も少ない。このことが彼を支えてきた自慢の技術になっ

ている。

　回診時に言葉が聞き取れないので質問すると見ればわかるはずという。朝、挨拶をしても返しの言葉は聞き取れないのが日常である。外科病棟の回診は「ジェットコースター回診」と命名していたくらい、あっという間に終わり、医局に戻ってしまう人である。医局の番人と言われている。

●Ｓ部長へのアプローチ戦略

　病棟の目標の一つに、医師にも「挨拶」と「ねぎらい」の言葉を元気に伝えることを掲げ、３か月間、実施した。特にＳ部長には率先して実施した。

●Ｓ部長の変容

　ある日、Ｓ部長は回診を終えると、「何か聞きたいことはないか」とナースステーション内に初めて座ったのである。Ｓ部長とのコミュニケーションの成立は、怯まず、声をかけた外科病棟スタッフの挨拶とねぎらいの言葉かけのたまものと考える。数年、怖がられてきた医師であったため、この変化を院長にも報告する。事務長は「近頃、Ｓ部長が優しくなり、驚いている。事務部も大きな声で挨拶、ねぎらいの言葉かけを実践している」とのこと。

　また、Ｓ部長の当直時に内科病棟で急変があり、人工呼吸器の操作に戸惑った彼は、人工呼吸器の操作方法を学びたいと申し出てきた。このとき、知らないことを聞ける医師と分かり、安心したのを覚えている。

　研修医には縫合糸のむすび方、トロッカー針の挿入方法等、丁寧に指導する光景が見られるようになった。医局の番人というイメージも消え、依頼するとすぐ病棟に来てくれる医師になった。

　Ｓ部長は「人はそれぞれ能力があるから、その能力に応じて一生懸命やっている人には怒らない。上司を立てずに適当にやっている人、上司なのに何もしないで威張っている人は大嫌い」と話してくれたことがある。

　Ｓ部長は職員が声かけ、挨拶をすることにより、人の輪の中にも進んで入ってくるようになった。そして、頼られると、自分の持っている技術を丁寧に教授できる人になった。

6．医師へのアプローチで重要なこと

●医師は治療相手が人間であり、命を守る（失敗が許されない）ことへのストレス
　は大きい。

●入職時から「先生」と呼ばれ、環境的に他のスタッフに物事を尋ねたり、相談す
　ることが、苦手である。孤独でもある。常に、挨拶、ねぎらいの言葉かけを意識
　し、寄り添う。

●人は認められ、任され、頼られると頑張れる。医師も同じである。

●一人でも多くの患者さんを診てもらう仕掛けを意識し、プライドを壊さないよう
　に支援することが必要である。

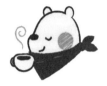

コーヒーブレイク（滑稽な話）

◇迷惑なＡ型人間と背中に張り紙貼られた私

　45床の外科・消化器科病棟の看護婦長（師長）を担当しているときの出来事である。

　Ａチームのスタッフに対して「それでいいですよ、そうそう、それは適当でいいですよ」と声をかけると、几帳面なＡチームの看護リーダーが、歩み寄ってきた。そして、いきなり「婦長さんが、適当に許可するからいけないのです」と言ってきた。「あまり、重箱つつくみたいにいうと、伸びないよ」というと、「きちんとしないといけないものは、きちんとやらなければいけません」と少し、怒っているようであった。私はそのまま、回診の応援に入ることにした。大部屋の回診時、患者さんから「婦長さん、背中に何か貼ってあるよ」というので、はがしてもらうと「迷惑なＡ型人間」とさっきのリーダーに貼られていたのである。彼女も血液型はＡ型なのだが。

◇パジャマのズボンを履かせ間違え

　全身麻酔術後の男性患者さんに、届けられたパジャマをはかせた。私はズボンを見て、このズボンはポータブルトイレ用のズボンで便利と考え、前後を反対に履かせる。その後、病室を訪れると奥様と患者が言い合いになっている。「どうしたのですか」と尋ねると「排尿するのに毎回、ズボンを下げるので、ズボンのゴムがお腹の傷に当たって痛い。なぜ、前開きを買ってこなかったかと女房を責めている」とのこと。私は、びっくりして「犯人は私です。開いてる方を後ろに履かせました。このズボンは考えてつくられているなあ。ポータブル使用時に便利と思ったのです」と答えると「お腹の傷が痛い。笑わせないでくれ」であった。

Ⅵ.
経営数字に興味をもとう！
人員配置計算は任せて！

Ⅵ. 経営数字に興味をもとう！
人員配置計算は任せて！

1．病院財務表の損益計算書　P／L を理解する

❶損益計算書（P／L：Profit and Loss Statement）

ある期間の収益と費用の損益を把握する。収益には医業収益と医業外収益がある。

❷医業収益

本来の医業収益とは以下の図の通りで、医業収益から医業費用を差し引いたものが医業損益となる。健全な病院経営の医業収益に対する費用の割合を覚えておくとよい。

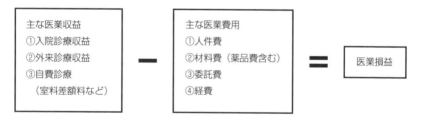

主な医業収益
①入院診療収益
②外来診療収益
③自費診療
　（室料差額料など）

－

主な医業費用
①人件費
②材料費（薬品費含む）
③委託費
④経費

＝

医業損益

黒字経営のベンチマークを語呂合わせで覚える方法

医業収益に占める割合	覚え方
人件費は医業収益の50％前後	収益の半分（50％）は人の力だよ
診療材料費は医業収益の約9％	工面（9％）して使うよ　材料費
薬品費は医業収益の約16％	一番無視（16％）していけない　薬品費
委託費は医業収益の約6％	無理して（6％）頼んだ　委託費
経費は医業収益の約20％	経費は認識（20％）して使うよ
入院収益は医業収益の約70％	何でも（70％）入れるよ　入院患者
外来収益は医業収益の約30％	サンキュウ（30％）外来患者さん

❸計算方法（主な項目）

(1)人件費率＝人件費÷医業収益×100

(2)診療材料費率＝診療材料費÷医業収益×100

(3)薬品比率＝薬品費÷医業収益×100

(4)経費比率＝経費÷医業収益×100

(5)委託費率＝委託費÷医業収益×100

２．貸借対照表　B／Sを理解する

　貸借対照表とは、どのように資金調達をし、どのように運用しているのかという財務状態を明らかにするもので、決算日に資産、負債及び純資産の状態を把握することができる。

　貸借対照表は、左側に資産が、右側に負債と純資産が表示される。左右は必ずイコールの関係になることから、Balance Sheet（バランス・シート）といわれる。

貸借対照表例

資産の部	資本の部	
①流動資産 ・現金及び預金 ・医業未収金 ・有価証券 ・棚卸資産　など	①流動負債 ・未払金 ・短期借入金 ・支払手形　など - - - - - - - - - - - - ②固定負債 ・長期借入金 ・○○引当金　など	他人資本（負債）
②固定資産 ・有形固定資産 ・建物 ・土地 ・医療機器備品　など	③純資産 ・当期純利益 ・○○積立金 ・剰余金　など	自己資本

❶資本には、他人資本（負債）と自己資本がある。

　自己資本の比率（自己資本÷総資本×100）が高いほど、安全性が高い。

❷流動資産には医業未収金が含まれるため、各施設で未収金対策が必要。

　二次、三次の救急を表示している病院はほとんどの施設が、医業未収金を抱えている。未収金の補助は原則的にはないため、各施設で未収金対策を立てることも必要である。

❸未収金対策

(1)受診時に保険証を確認する。

(2)救急搬送時は救急隊に協力を依頼する。家族に保険証持参と支払できる準備をして病院に来るように伝えてもらう。

❹流動比率

　流動資産÷流動負債×100　は100％以上でないと支払い能力が弱いと診断される。

３．診療報酬改定に関心をもつ管理者になる

(1)病院がレセプトを各保険団体に提出すると、月毎の請求が２、３か月後には病院側に支払われる。

(2)診療報酬は２年毎に、介護報酬は３年毎に改定される。

(3)看護管理者は看護系に関係のある診療報酬の仕組みを知ることが重要。

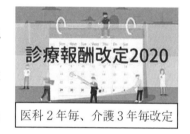

医科２年毎、介護３年毎改定

　①看護体制加算　②急性期看護補助加算　③夜間看護加算　④夜勤看護補助加算　⑤CNまたはCNSの診療報酬　⑥褥瘡関係、栄養サポート体制加算　⑦感染管理体制加算　⑧医療安全管理体制加算等。

(4)上記の①〜⑧の加算は必要な要件を満たせば、厚生局に提出し、認可を受ける。医事課と協力して資料を作成する。

４．人員配置計算は看護管理者の必須要件

❶看護師の人員配置の対象とは

　一般病棟、集中治療室（ICU・HCU・SCU・NICU）等の特定病棟、緩和ケア病

棟、地域包括ケア病棟、回復期ハビリテーション病棟、療養病棟などを対象に人員配置を行う。

❷患者数に対する看護職員の配置

　一般病棟は24時間の傾斜配置でよい。特定病棟は、各勤務帯毎に患者対看護師数が決められている等、要件を理解しておく。

❸夜勤要員の配置

(1)一般病棟は必ず2名以上の夜勤者を配置する。

(2)夜間看護加算申請は各病棟3名以上の夜勤看護師が必須要件となる。

❹部屋の広さの制限

　一般病棟は1床6.4㎡以上、ICUは20㎡以上が要件等。

❺併設する必須要件

　ICUは医師の日当直室が同じエリア内にあること等。

5．人員配置の計算方法

❶労働時間で計算する理由

　1人は歴月の日数を毎日連続で働くことができない。週休2日制だと、1か月平均約20日間（160時間の労働時間）が労働日数となる。そのため、総労働時間を算出する必要がある。総労働時間を1人当たりの労働時間で割ることにより、必要な人数が算出できる。

❷人員配置計算に必要な知識

(1)患者数＝ベッド数と同様に設定する。例40床＝40人（ベッドを100％利用したとき）。

(2)看護体制＝その病院（病棟）の看護体制（7対1、10対1、13対1、15対1である）。

(3)1日のうちに、深夜、日勤、準夜の3勤務帯がある。1日は24時間で8時間×3勤務帯である。

(4) 1か月とは一番長い月の暦日31日を用いる。

(5) 1名の看護師1か月の労働時間＝8時間×20日間（平均）＝160時間　と設定する。

(6) 人数は全て小数点以下は繰り上げる（0.1人であっても1人とする）。

(7) 稼働床とは

　　例：400床の許可床が、50床休床しているときは350床が稼働床である。

(8) 傾斜配置とは

　　　1日24時間の平均と、一般病棟全体を鑑みて7対1など（10対1、13対1、15対1）の看護体制が認められる。これが傾斜配置である。

　　　日勤帯は看護師1人の受け持ち患者数は4人以内、夜間は受け持ち数が12名であっても、全体的に7対1や10対1などの看護体制が基準値以内の数値であれば、認められる。

(9) 様式―9の書類とは

　　厚生局に報告する入院基本料の施設基準に係る届出書類の様式名である。

　　様式―9の主な項目は

　　① 入院基本料・特定入院基本料

　　② 看護要員の配置に係る加算

　　③ 入院患者の数及び看護要員の数

　　　● 1日平均入院患者数（A）は算出期間直近1年間の患者数を算出する

　　　　例：2月分は昨年2月1日～本年1月31日までの1年間で1日平均患者数を
　　　　　　算出する（退院日は入院日数に換算しないなどの注意事項あり）

　　④ 平均1日あたりの看護職員配置数（小数点以下は切り上げる）

　　⑤ 平均在院日数

　　　● 算出期間は直近3か月間

　　　　例：2月の在院日数は　昨年11月～本年1月までの3か月間

　　⑥ 月平均夜勤時間数は72時間以内

6．人員配置の計算式例

例1　急性期入院基本料1（7対1の50床の看護師必要数）

計算式

(1) 1日に必要な看護師数＝50÷7（看護体制7対1の7で割る）×3（1日は3勤務帯の3）＝21.4（22名必要）

(2) 次に1日の必要人数が31日間働く労働時間数

1か月総労働時間数＝(1)の1日必要人数（22名）×8時間（1名が1日働く時間数）×31日＝5456時間

(3) 1名の看護師が1か月間働く平均労働時間＝8時間×20日間＝160時間

(4) 1か月に必要な看護師数の式

1か月の総労働時間を1名の看護師の総労働時間数で割る。

5456時間（1か月の総労働時間）÷160（1名が1か月働く労働時間）＝34.1（35人必要）

※50床の病床100％の稼働率のときは35人のスタッフが必要となる。

例2　50床の病棟が稼働率85％であるときは43床で計算

85％の利用率であれば50×0.85＝42.5（43床）

計算式

43÷7×3＝18.4（19名）、19名×8時間×31日＝4712、4712÷160＝30人必要

結果

(1) 50床の病床利用率が100％のときは職員が35人必要。

(2) 85％の利用率になるとベッド数43床となり、30人の配置でよい。

(3) 最初は100％の利用率で配置するが、病床利用率を計算して、看護職員を配置する。また、看護必要度に応じて看護職員の配置を考慮する。

特定病棟の ICU＝2 対 1 、SCU、NICU＝3 対 1 、HCU＝4 対 1 と 5 対 1 看護体制であるときの看護師配置数について

要件
(1)一般病棟と違い、傾斜配置は認められない。
(2)各勤務帯毎（深夜帯、日勤帯、準夜帯）に、患者数に対して決められた看護体制の看護師が配置されていることが必須要件になる。
(3)一般病棟と違い、1 人月平均夜勤時間の定めはない。

❶ ICU は 2 対 1 の看護体制

計算式
(1)ベッド数 6 床で 5 名の患者がいるとき　5 ÷ 2 ＝2.5人（3 人）
(2)深夜（3 人）、日勤（3 人）、準夜（3 人）と各勤務帯にその看護体制の人数配置が必要。1 日 9 名の看護師が必要である。
(3)医師の拘束要件では、ICU 担当の日当直医師は同勤務帯に他の業務を併せてはならない。医師の当直室は ICU エリア内にあることが要件である。

❷ HCU は（4 対 1 と 5 対 1 の看護体制）
(1)ベッド数12床（4 対 1 の看護師配置数）。
(2)12 ÷ 4 ＝ 3　12床満床時は各勤務帯毎に、最低 3 名の看護師が必要。
(3)患者数 8 名のときは　8 ÷ 4 ＝ 2　各勤務帯毎に 2 名の看護師が必要。
(4)5 対 1 体制は　患者数 ÷ 5　で看護師数を算出する。

例 4 夜勤要員の計算式（3 人夜勤と 2 人夜勤の夜勤要員計算式）

要件
(1)一般病棟の月平均夜勤時間は72時間以内と定められている。
(2)全病棟の合計夜勤時間を全病棟の夜勤要員数で割ったとき、72時間以内であればよい（傾斜配置である）。

(3)1日に夜勤帯は（深夜帯、準夜帯）と2回ある。

(4)特定病棟の1人平均夜勤時間の定めはない。

(5)1か月の平均夜勤時間が72時間を超えた場合、1か月を28日間（4週間）で作成し、72時間以内であれば、1か月が72時間を超えていても認められる。

(6)28日間の取り扱いは、夜勤時間のみに認められる。人員配置には適応されない。

(7)夜勤時間16時間未満は総夜勤時間から差し引くことができる。日勤だけの方、看護師長などが対象になる。

❸　3人夜勤を設定した一般病棟の夜勤要員計算式

計算式

(1)3人夜勤者×2（準夜帯・深夜帯の2勤務）＝6人（1日の夜勤者数）

(2)1か月間の総夜勤時間数＝6人×8時間×31日間＝1488時間。

(3)月平均夜勤時間72時間以内と規定がある。

　　　1488÷72≒21人

(4)3人夜勤の場合は21人の夜勤要員が必要である。

❹　2人夜勤を設定した一般病棟の夜勤要員計算式

※厚生労働省の規定：一般病棟は2名以上で夜勤を行うこと。

計算式

(1)2名×2勤務帯（準夜・深夜）＝4人（1日の夜勤者数）

(2)1か月間の総夜勤時間数

　　　4人×8時間×31日＝992時間

(3)月平均夜勤時間は72時間以内とある。

　　　992÷72≒14人

(4)2人夜勤の場合は14人夜勤要員が必要である。

例5　時短勤務者や臨時職員が勤務しているときの常勤換算方法

計算式

(1)時短勤務者6時間の人は　6÷8（常勤勤務者の労働時間）＝0.75人

(2)臨時職員4時間勤務の人は　4：8－0.5人　となる

(1)の0.75人＋(2)の0.5人＝1.25人となり、常勤1名と0.25人に
　　換算できる。
(3)不足人員は、臨時職員や時短勤務者を常勤換算し、カウントする。4時間勤務者
　　2名＝合計8時間で、常勤換算にすると1となり、4時間勤務者2名で常勤1名
　　のカウントになる。
(4)週3日の勤務者（8時間×3日）と週2日間の勤務者（8時間×2日）の場合は
　　8×（3日＋2日）＝40時間。週40時間働く方は常勤となる。この2名を合わせ
　　ると常勤1名に換算できる。

例6　月平均夜勤時間72時間を超えたときの3つの対策

対策1
●**夜勤専従者の夜勤時間は総夜勤時間から、差し引くことができる**
(1)8時間×18日＝144時間（1か月の夜勤時間数）
　　夜勤専従者は月144時間の夜勤時間の規定がある。
(2)全体の夜勤時間総数から144時間を差し引きできる。

計算式例
　　夜勤時間総数1990時間－144＝1846　夜勤時間総数は1846時間
　　1846時間÷夜勤要員＝1人当たりの平均夜勤時間　となる。

対策2
●1か月の月平均夜勤時間73.6と72時間を超えた場合は4週間（28日間）で様式―9
　を作成できる。
(1)28日間の月平均夜勤時間が72時間以内であれば、1か月で平均夜勤時間が72時間
　　を超えていても認められる。
(2)様式―9を28日間で作成した場合は、届出用紙は毎回、28日間で作成が必要とな
　　る。

対策3
●普段夜勤をやらない人が、その施設の設定された夜勤時間帯に、16時間以上（1か
　月間）を勤務すると夜勤要員1とカウントされる。

夜勤時間を16：30〜8：30と設定した場合

Ａさん：遅番勤務で18：30まで勤務（16：30〜18：30）

夜勤時間帯２時間勤務になる。遅番を９回実施すると、２時間×９＝18時間

結果

　　夜勤時間帯に合計18時間労働しているので、16時間以上を夜勤要員１とカウントできる。

例7　看護職員夜間配置加算の計算式

要件

(1)一般病棟の夜勤者は各病棟とも３人以上であること。

(2)夜間看護加算には12対１、16対１などがある。

　　　12対１とは夜勤時間帯に患者数12名以内を看護師１名で看ること。

(3)一般病棟の夜間帯（準夜帯・深夜帯）に在院している患者数をその夜間勤務帯に勤務して夜勤者数で割る。毎日、確認が必要である。

(4)上記(3)の患者数は小数点以下を切り上げる（例：11.6＝12.0）。

(5)急性期看護補助体制加算25対１を取得していること。

計算例

(1)準夜帯の８病棟患者総数240名（30＋30＋35＋25＋30＋30＋25＋35）

　　準夜勤務者３名×８病棟＝24名、240÷24＝10名

　　　１人の看護師は10名の受け持ちとなる（12人以内）。

(2)８病棟深夜勤務帯患者数245名　245名÷24名（３人×８病棟）≒11名

　　小数点以下は切り上げるため、受け持ち患者数は11名となる。

(3)毎日、受け持ち数は12人以内であることの確認が必要。

要件

(1)急性期看護補助加算　25対１、50対１、75対１を取得していること。

(2)入院患者に14日間、加算が認められる。

(3)急性期看護補助夜勤加算はその施設の一般病棟の１年間の平均入院患者数が対象である。尚、夜間看護加算は毎日の患者数となっているため、この患者数の違いは周知する必要がある。

(4)看護補助者は曜日、時間帯に常時勤務する要件は緩和され、傾斜配置で計算できる。

計算式例

(1)１年間の入院患者数とは。

　　例：2019年７月１日〜2020年６月30日までの年間平均患者数＝300名とすると、

(2)100対１を取得している場合は300÷100＝３・・・基準値

(3)夜勤労働時間数÷夜勤看護補助者数＝3.1　・・・実績数

(4)実績数が基準値以上の値であれば、規定をクリアしたことになる。

(5)基準値よりも、実績数が多い場合は、毎日、看護補助者の夜勤がなくてもよい。31日間のうち、土、日に看護補助者が公休であってもよい。クリアできるかどうかを点検する必要がある。

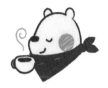

コーヒーブレイク：（笑い話）

◇ピンクのネクタイの整形外科部長

コミュニケーションがとても難しい整形外科の部長に対して、「〇部長、そのピンクのネクタイはとてもお似合いです。自分で選んだんですか。奥様からの贈り物ですか。みんな見てくださいよ。〇部長のピンクのネクタイ最高ですよ。似合ってますね」と声をかけたとき、彼の難しい顔が笑顔になった。

その夜、患者が急変し、夜中の3時ごろ、コールされた〇部長の姿にクスクスです。なんと、パジャマの上にピンクのネクタイをして、病棟に見えたのです。すかさず、「〇部長、パジャマの上にネクタイをしています」というと、「僕、寝ぼけてワイシャツと間違えた」。傍にいたスタッフが「〇部長も時代さん（私の普段の呼び方）と一緒です」とみんなで大笑いです。それから、親近感がわき、〇部長とコミュニケーションが取れるようになりました。

◇絵柄の違う靴を購入し、自慢して履いていた私

左足は山並みの絵柄、右足は流れ落ちる滝の絵柄の靴を履き、友人に「最近購入した靴はなかなか素敵なんです」と自慢げに足元を見せる。

友人は「時代さん、あなたが勝手に喜んでいるだけです。普通、絵柄は左右同じですよ」という。私は週末にその靴屋を尋ねると「この靴、片方ずつしかないので特別な別の棚に置いてあります。購入したのはあなたですか」「左右の絵柄で1足と思い、申し訳ございません」というと、幼稚園児の長男が「ふつうはありえないよ」とぼそっと言う。結局、2足購入することになった。

Ⅶ.

まずは自組織を知ろう！

現状分析と課題整理への道標

1．経営戦略時の組織の現状分析

❶ SWOT 分析とは

内部環境要因（強み・弱み）、外部環境要因（機会・脅威）がある。

経営戦略時の組織の現状分析（SWOT 法）			
SWOT 分析 （analysis）	内部環境要因	S 強み Strength	W 弱み Weakness
	外部環境要因	O 機会 Opportunity	T 脅威 Threat

2．経営課題の抽出項目について

以下のように詳細に項目を抽出すると全体が分析できる。

（S）強みの項目

項 目	内 容
1.財務要因	1.病院の経営収支、平均入院・外来単価、病床利用率、在院日数、救急外来受診者数（救急搬送含む）、医師数、検査数、看護体制、原価償却費
2.マーケティング要因	2.自院の売り、収益がよい診療科、知名度の高い部門
3.技術要因	3.先進医療や医療機器類、合併症発症率、感染症発症率、卓越した医師と医療技術、分娩数、認定看護師数
4.組織要因	4.健診、医療・看護・介護の体制や方式など、人材育成、離職率、ICT・保育所の有無、アクセス等
5.強みで特化している内容	5.救急体制、他の施設にない診療科、人材育成、手術件数や合併症・感染症発症率、アクセスや利用度

(W) 弱みの項目

項　目	内　容
1.負の因子	1.弱い傾向になっている項目や診療科等
2.じり貧傾向	2.診療科、医師数、患者・手術件数、検査件数等

(O) 機会の項目

項　目	内　容
1.チャンスとなる環境	1.自施設に優位な事象、ネットワークやアクセス
2.人口構成	2.年齢分布、年齢と診療科の適合性
3.技術要因	3.特化した医師や診療科、放射線の精度やスピード、病理診断の精度や迅速度
4.競争要因	4.診療部門、手術部門、技術部門、立地条件等

(T) 脅威の項目

項　目	内　容
1.不利な環境	自院の強みを脅かす危険性、経済環境の悪影響等

3．課題を見つける SWOT のクロス分析

(1)現状分析後はクロス分析する。

(2)積極的攻勢は機会の項目と強みの項目をクロスさせる。

(3)段階的施策は弱みを機会の項目とクロスさせ、取りこぼさない。

		外　部　環　境　要　因	
		機　会	脅　威
内部環境要因	強み	①積極的攻勢 　強みを活かし、機会を利用して積極的な取り組み	③差別化戦略 　強みを活かして、外部環境の脅威を回避する取り組み
	弱み	②段階的施策 　弱みを改善して、機会をものにする取り組み	④専守防衛または撤退 　弱みが災いして、脅威が現実にならないようにする取り組み

４．二次元法を用いた課題の抽出とテーマの設定について

現状分析 ➡ クロス分析 ➡ 課題 ➡ テーマの設定

●二次元展開法

テーマ（目標）を選定する時、複数課題がある場合に重要度と緊急度の二軸で優先順位を決める方法

(1)優先順位を決定する。

物事の優先順位は緊急度（縦軸）と重要度（横軸）という２つの評価項目で検討する。

(2)抽出した課題を重要度の低い順から高い順に並べる。

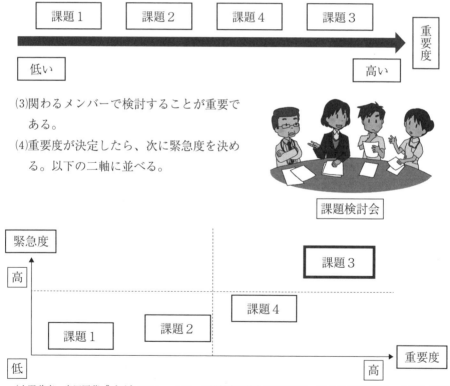

課題１	課題２	課題４	課題３

重要度

低い　　　　　　　　　　　　　　　　　　高い

(3)関わるメンバーで検討することが重要である。

(4)重要度が決定したら、次に緊急度を決める。以下の二軸に並べる。

課題検討会

緊急度

高

課題３

課題４

課題１　　　課題２

重要度

低　　　　　　　　　　　　高

（小野義直・宮田匠著『ビジネスフレームワーク図鑑すぐ使える問題解決・アイディア発送ツール70』参照）

(5)検討後は課題３が取り組む重要なテーマになる。

5．テーマ設定からアクションプランまでの一連のプロセス

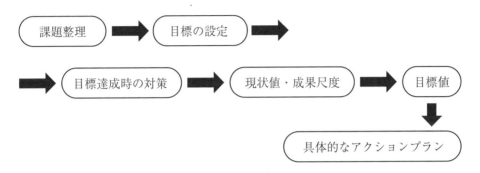

❶テーマ（目標）の選定

　(1)病院方針を戦略目標に盛り込むとよい。

　(2)短期間（１年以内）に成果がでる戦略目標に取り組む。

　目標が達成できると、自信が持て、次のステップの足掛かりとなる。

❷目標が決定したら、重要ないくつかの対策を関係スタッフで検討する

　　目標値を設定するには現状値と成果尺度を用いる。

❸成果尺度とは主な成果を継続的に測定・評価できる指標

❹成果尺度（例）

　　(1)紹介率・逆紹介率　(2)救急車搬入率　(3)ベッド回転率　(4)在院日数　(5)費用率
（人件費や材料費・経費等）(6)健診受診率　(7)アクシデント発生率　(8)合併症発生
率　(9)手術・検査件数　(10)看護師離職率等

❺目標値の設定

　(1)目標値を設定する前に、現状値を把握する。

　(2)成果尺度を用いて、目標値を設定する。

　(3)目標値は現状値以上で設定する。

　(4)目標値を設定するときは成果尺度を用いる。

　　例：在院日数15日（現状値）を14日に短縮する。

　　　　紹介率50％（現状値）を65％以上にする。

❻アクションプラン

(1)目標値を達成するため、以下の内容を盛り込む。

　　誰が、何を、どのような方法で、いつまでに、目的を達成するのか一連のスト
　　ーリーを描く。（看護過程の展開と同じである）

(2)目標は 6 か月または、1 年単位で目標値を掲げるとよい。

❼取り組み時の現場への姿勢

　「経営＝お金」というイメージばかりを伝えると、現場は疲弊する。

　成果として経営効果が出るような仕掛けをする。

　成果が出たときは、経営効果を数字で伝える。

事例 1　現状分析と課題抽出の展開例

　この事例 1 の病院は中部国際空港に近く、知多半島南部にある300床の公的病院で、
二次救急病院である。建物は築50年となり、耐震不能である。医師は30名前後で看護
師は200名程度在籍し、病床利用率は65％であり、赤字経営が続いている。

SWOT 法を用いた現状分析

◎内部環境要因

❶強み

(1)300床の二次急性期病院であり、この市に唯一の公的総合病院である。

(2)搬送される救急患者の約90％を受け入れている二次救急病院である。

(3)中部国際空港が近くにあり、空港からの患者はほとんど受け入れている。

(4)循環器内科医師が 5 名おり、循環器内科は24時間対応ができる。

(5)職員は、医師も含めこの病院で育った方がほとんどである。仲が良く、皆がファ
　　ミリー的であり、一言で、その人の気持ちが読めるほど意思疎通が可能である。

❷弱み

(1)築50年の病院で耐震不能である。市からの繰入金の援助に頼り、医療を展開して
　　いる。赤字経営に危機感が見られない。

(2)看護体制は10対1である。新人看護師は毎年4、5名入職し、看護師の平均年齢は40歳前後である。

(3)事務職員は市役所から交代で補充される。

(4)整形外科や呼吸器科の常勤医がいない。

(5)麻酔科の常勤医がいなく、外科系は自家麻酔である。

◎外部環境要因

❸機会

(1)人口4万5千人の市である。

(2)市経営の競艇場が近くあり、時々患者が搬送される。

(3)中部国際空港に近い公的病院である。

(4)病院は駅から徒歩10分以内であり、アクセスはよい。

❹脅威

(1)当該市営の競艇はバブル後、収益は激減。また、地場産業の陶器は低迷し、市には病院を建て替える予算がない。

(2)数年前から、市からの繰入金は年々、減少し（10億から4億へ）、病院存続の有無が検討されている。

(3)隣接の市は12万人都市で、500床の三次救急病院があり、重症患者はほとんどこの病院に運ばれている。

(4)看護専門学校は三次救急病院に隣接しており、新人看護師は三次救急病院に8割が就職し、残りの新人がこの病院を選ぶ。

❺上記の分析から課題と目標抽出

弱みと機会のクロスから、段階的施策を次に示す。

課題

職員全体の経営マインド意識が必要であり、最初に看護師長の経営マインドを育成する必要がある。

◇事例1の課題の展開

目標

　看護部主体の経営プロジェクトをつくり、経営改善に貢献する。

対策

(1)看護部主体のプロジェクトチームを12チーム結成する。構成員は看護師以外に、検査科、放射線科、薬剤科、リハビリ、臨床工学士、管理栄養士なども含まれる。

(2)12チーム名は慢性期病床管理チーム、経皮酸素飽和濃度管理チーム、血栓塞栓予防管理チーム、医療情報提供管理チーム、夜間透析管理チーム、医療安全・感染管理チーム、外来化学療法チーム、診療材料削減チーム、助産師外来チーム、地域連携退院調整チーム、看護体制加算検討チーム、アンギオ実施チームである。

(3)経営プロジェクトチームのリーダーは看護師長である。

(4)各チームで成果尺度（目標値）を設定する。目標値に到達しないときは、部署毎の分析を行い、指導に入る。

(5)毎月の成果は、経営会議の場で担当看護師長が発表する。資料作成の支援は看護部長が行う。

取り組み成果

(1)医業収益が増加し、1年半後には、給与費比率が48％となり、黒字経営となった。

(2)診療材料の無駄を省く取り組みチームは、業者との交渉や、期限切れをなくすこと、安心量をナースステーションに置かないなどで、半年間で1,200万円の削減をした。

(3)地域の医療施設からの重症患者が毎年、増加した（月5名以上増加）。外来看護師長と夜間は管理看護師長が受け入れのトリアージを行うことにより、総合病院の評判がよくなった。

(4)看護体制を10対1から7対1に変更し、収益が年間、億単位で増加した。

(5)入院単価は36,000円から42,000円に上昇した。

(6)プロジェクトチームの協働効果は、病院全体の職員間のコミュケーションがよくなり、支援と感謝の言葉が飛び交うようになった。

(7)経営改善への取り組みは、各職場が業務を見直すチャンスとなった。

(8)この取り組みは看護師長達のチームワークとリーダーシップの育成にも繋がった。

(9)看護部の取り組みは医師をはじめ、他職種の意識変容に繋がった。

事例2　現状分析と課題抽出の展開例

　私鉄鉄道会社の健康保険組合立病院で483床の二次急性期病院である。

　高齢者負担金改革で、健保収入の5割を国に上納することになり、一転して年間赤字1億円を超えるようになった。健保保険組合は収支改善のため、8.8％の健保負担金を最高限度の9.9％まで引き上げるが、補填は限界にきている。

SWOT法を用いた現状分析

◎内部環境要因

❶強み

(1)名古屋駅からアクセスがよい。最寄りの駅に隣接した病院である。

(2)二次救急病院である。

　　医師は60名以上が在籍している。看護体制は7対1である。

(3)予防接種センターがあり、渡航者などの予約も受け、知名度は高い。

(4)毎年、隣接する看護専門学校の卒業生が30名近く、入職する。

(5)事務職は鉄道会社勤務者が病院に出向となり、上位下達が守られている。

(6)病院として5つのビジョンがあり、方針を立てている。

(7)麻酔医が1名在籍し、近隣の大学からの麻酔医の支援が複数名ある。

❷弱み

(1)平日の救急外来は各科外来で対応し、再来患者のみの救急対応となっている。

(2)救急車が入ると外来予約の患者は2、3時間待たされる状況がある。

(3)入院患者数が月平均250人から280人となり徐々に減少している。

(4)1号館、2号館、3号館と並列した建物のうち1号館は耐震不能であるが、建て替えの見通しがついていない。

(5)病院の事務は鉄道関係者がほとんどであり、医事課の経験者が少ない。

(6)近隣の病院との合併が不成立に終わり、今まで通り、単独経営となる。

(7)健保組合立病院であり、職員の健保負担金は近隣にない9.9％と高値の負担である。

(8)駐車場がない。

◎外部環境要因

❸機会

(1)名古屋駅から近いため、名古屋駅周辺の患者が救急搬送されてくる。

(2)近くに三次救急病院（852床）があり、連携が取れている。

(3)名鉄駅に隣接した病院で、電車での受診は便利である。

(4)健保組合立病院であるが、母体は私鉄会社である。

(5)地域医療センターがあり、地域との連携は取れている。

❹脅威

(1)三次救急病院852床、752床、二次救急病院500床が5〜10ｋｍ圏内にあり、患者の奪い合いがある。

(2)高齢者は鉄道を利用できない人がほとんどであり、近隣のクリニックは駐車場のある病院に紹介する傾向になってきている。

課題

　合併が不成立となり、独自の経営改善が早急に必要である。そのため、以下の2点が取り上げられた。

　(1)平日の救急外来を立ち上げ、救急患者を受け入れる必要がある。

　(2)診療科のセンターを立ち上げ、医療のチーム化と現場の活性化が必要である。

◇事例2の課題(1)の展開

目標

　平日の救急外来を立ち上げ、救急患者をスムーズに受け入れる。

対策

　(1)救急外来立ち上げ時の各診療部長への根回しを行う。現場ラウンド時に、一般外来が困っている点や平日救急外来立ち上げの利点と欠点を伝える。

　(2)今後の経営改善は、救急車の受け入れが一番の改善点であることもデータ化して伝える。

　(3)根回し後の幹部会への提案を、決定するまで繰り返し行う。

⬜ 根回し結果

❶**根回し期間約3か月で、幹部会にて、平日救急外来開始が決定した**

❷**平日の救急外来の運用について**
　(1)救急車のみ受け入れる。
　(2)救急搬入患者の半数以上は入院対象になるように努力する。
　(3)救急外来は、最初は消化器内科部長が週2回、循環器科内科医が週3回は担当する。
　(4)救急外来に看護師2名を配置する。
　(5)研修医が担当していた1日20件ほどのCT/MRI造影の血管確保を救急外来の看護師が実施する。
　(6)研修医は救急搬入された患者を優先的に診る。

❸**平日救急外来の運用結果**
　(1)立ち上げた年は時間内の救急車搬入は1162件、次の年は1469件と増加した。
　(2)時間外の救急搬入件数も増加し、当初年度は1934件、次の年は2508件と増加し、毎年救急車搬入合計件数は500件数から800件数増加した。
　(3)救急隊より、連絡するとすぐ受け入れてくれると、評判もよくなった。
　(4)救急搬入患者の5割以上を入院させており、月平均入院患者数が320名から350名と約20％増加した。
　(5)救急外来に重症者が搬入され、研修医の学びの場となった。
　(6)年度末には経営状態が好転し、1号館の建て替えが決定した。

❹**平日救急外来発足後のアンケート調査結果**
　対象は各診療科部長15名。そう思う、非常にそう思うと答えた方。（　）内人数。
　(1)救急車の搬入件数が増加した（15名）。
　(2)以前に比較して重症者が診られるようになった（11名）。
　(3)狭い一般外来で救急搬送患者を診ていたことが解決した（9名）。
　(4)若い医師が立ち上げてくれてよかった（14名）。
　(5)病院経営に貢献している（14名）。
　(6)一般外来患者の診療中断がなくなった（8名）。

であった。

❺平日救急外来開設のまとめ

　平日の救急外来を立ち上げる事業は、新しいことへの挑戦であった。開院40年を経た後の取り組みであり、様々な困難があったが、診療科部長達への根回しを忍耐強く、あきらめずに進めたのはよかったと考える。消化器内科と循環器内科の若い医師が、平日救急外来の開設に熱心であった。

　1か月経過後は、研修医と担当診療医も加わり、救急車の受け入れ件数が増加した。看護部は救急外来体制を強化し、救急車を断らない方針に協力した。

　救急外来の繁忙は入院患者数に直結し、経営改善の大きな要素となった。そして、地域住民や病院職員にとっても有効な救急外来の立ち上げとなったのである。研修医希望数も8名から11名に増加した。

◇事例2の課題(2)の展開

[課題]

　診療科のセンターを立ち上げ、医療のチーム化と現場の活性化を図る必要がある。

[目標]

　診療科の申し出から、ウロギネセンター、認知症疾患センター、関節鏡センター、糖尿病センターの4センターを立ち上げ、チーム医療を活性化し経営へ貢献する。

[対策]

(1)根回し実施

　　各センター発足時は、関わる職種への根回しは看護部が行う。医師間の調整は看護部長が行う。

(2)枠組み

　　センター長はその診療科の部長とし、センターの目的や方針はセンター長が枠組みを作成する。

(3)運用面のリーダーは担当の看護師長とする。

6．ウロギネセンター開設とその効果

❶ウロギネセンター構成メンバー

センター長は泌尿器科医でメンバーは、皮膚・排泄認定看護師、看護師数名（病棟・外来）、助産師、手術室看護師、放射線技師、検査技師、PT、事務。

❷設立目的

女性の骨盤底臓器の疾患を取り扱い、相談窓口を設け、患者の QOL の支援と向上を図る。

❸目標

手術件数を年間100件めざす。

❹運用

委員会は月1回開催する。

委員会はセンター長のレクチャー15分、外来部門、入院部門、手術部門、検査部門からの取り組み成果を報告する。症例検討会を行う。

❺結果（主な手術件数）

TVM（経腟的骨盤臓器脱メッシュ手術）計105件、次年度169件

TVT（中部尿道スリング手術）31件、次年度40件となり、手術件数は目標値を超えた。

経営に貢献するウロギネセンターとなる。診療科別の収益は第3位となった。

❻骨盤底筋群強化体操教室

骨盤底筋群強化体操教室も開き、高齢者が毎回10名ほど参加する。

試用期間（2か月）終了後は参加費500円とした。

7．認知症疾患センター開設とその効果

名古屋市で一般病院（精神科医不在）における認知症センター開設募集があり、応

募する。長い間、物忘れ外来を実施してきたセンター長の熱い思いである。名古屋市から初年度のみ、補助金が支給された（約100万円程度）。

❶構成メンバー

センター長は神経内科医。メンバーは MSW、精神心理士、看護師数名、放射線技師、検査技師、事務。

❷設立目的

認知症外来、認知症相談室、認知症サポートチームの3チーム体制で連携し、認知症疾患患者と家族を支える。

❸目標

電話相談、紹介患者・新患患者を受け入れるとともに入院患者ベッド数を6床とし、地域から頼られる認知症センターになる。

❹運用

委員会は月1回とする。センター長のレクチャーは15分間。MSW、認知症外来、入院部門、精神心理士からの取り扱い件数の報告、事例検討会。

❺サポート支援スタッフの育成

年間800人の支援スタッフを育成するために、院内外の病院のあらゆる職種を対象に2日間の研修を行う。内容はセンター長の講演と事例を用いたグループワークなどである。毎週水曜日は全職種を対象にセンター長のレクチャーが行われる。

❻認知症を抱える家族会を2か月に1回開催

❼Web会議による事例検討

国立長寿医療研究センター（愛知県）とWEB会議などを実施、問題ケースなどを検討した。

❽結果

(1)地域連携が強化し、一躍有名な認知症疾患センターとなった。

(2)入院病棟は内分泌内科病棟に６床設け、３人夜勤の看護師と看護補助者１名の計
４人で夜勤を行い、見守り係を作った。

(3)外来患者数は新患が月約60名、患者数合計月平均450名から500名となった。

(4)電話相談・面談は月80件から100件となった。

(5)入院患者数月平均合計130名から150名であった。

(6)市外の方の受診者が徐々に増え、病院の看板科となった。

8．関節鏡センター開設とその効果

❶構成メンバー

センター長は整形外科医であり、メンバーは病棟・外来看護師数名、手術室看護師、放射線技師、検査技師、PT、事務。

❷目的

関節鏡手術は術創が小さく、組織を痛めることが少ない。早期にリハビリが開始でき、早期退院に繋げることができる。そして、経営にも貢献できる（開創手術より保険点数が、約２倍）。

❸目標

年間の手術件数を200件とする。

肩腱板断裂、反復性肩関節脱臼、膝前十字靭帯断裂、膝半月板損傷、変形性肘関節症などが対象疾患となる。

❹運用

整形外来にエコーを１台設置する。

委員会は月１回開催、AM７：30より１時間、センター長のレクチャー15分あり、各担当より、取り扱った件数や事例を報告する。

❺結果

初年度は肩（61件）、肘（23件）、膝（52件）、足（８件）の合計144件であった。

大学からの医師の支援があり、年々、手術件数が増加し、プロ野球選手も対象患

者となる。

　整形外科外来を１日休診し、手術日とするほど、症例が多くなった。関節鏡センターを開設して、整形外科の収益が２倍となり、診療科別の収益順位では２位となった。

9．糖尿病センター開設とその効果

❶構成メンバー

　センター長は糖尿病内分泌医であり、メンバーは循環器内科医、眼科医、皮膚科医、整形外科医と看護師はフットケアの看護師、糖尿病療養指導士、皮膚・排泄ケア認定看護師、病棟外来看護師数名、管理栄養士、放射線技師、検査技師、理学療法士、事務で総勢30名の構成である。

❷目的

　糖尿病患者をサポートし、疾患の悪化予防と患者の QOL を支援し、合併症予防を図る。プロジェクト６チームで対応する。

❸運用

(1)月１回の委員会ではプロジェクトチームの取り組み結果を報告する。

(2)糖尿病透析予防外来は外来医師と管理栄養士、看護師が担当。

(3)フットケアチームは皮膚排泄認定看護師２名と看護師２名が担当。

(4)糖尿病教室チームは年間の研修案内やパンフレットを作成する。

(5)合併症疾患チームと高齢者糖尿病外来チームはレクチャー担当。

(6)広報チームは地域へのパンフレット作成と災害時の糖尿病患者マニュアルを作成。

❹院外では一般市民を対象に講演会を開催

❺結果

(1)透析予防外来指導（350点）月平均50件　年間700件。

(2)フットケア指導（170点）月平均40件　年間500件。

(3)糖尿病教室指導件数　月平均35から40件など経営に貢献した。

(4)積極的に学会発表に参加し、取り組みを報告した。

10. 4センター開設の成果

❶成果
(1)医師の働きやすい環境を整えると医師は頑張る礎となった。
(2)センターの目標を掲げた取り組みは、経営に貢献できた。
(3)委員会では毎回レクチャーがあり、各チーム員の人材育成になった。
(4)医師会などの地域医療連携が深まった。

❷4センター運用後のセンター長へのアンケート結果 （ ）内回答人数
(1)患者数、手術件数が増加している（4）。
(2)病院経営に貢献できている（4）。
(3)自己の頑張る意欲につながり、多忙が面白い（4）。
(4)チーム員の協力と病院が応援してくれる（4）。
(5)医師会や大学がセンターに関心を向けてくれるようになった（4）。
　　と回答していた。

❸センター開設と運用について、センター長への面接
(1)医師1人では診療に行き詰まりを感じていた。センター化することにより、チーム医療ができると実感した。
(2)チャンスがあれば自分の専門としていることに特化したいと、常々思っていたので、実現できて嬉しかった。
(3)当院の看板診療科となって病院の知名度を上げたいと考えている。
(4)特に看護師の多大な尽力に感謝すると同時に、今後もチーム員に感謝しながら医療を続けていきたい。

11. 事例2の2つの課題取り組み後のまとめ

　平日救急外来の開設と4センターの立ち上げにより、職場に活気が出てきた。特に

救急車搬入が500件から800件に増加したこと、4センター立ち上げにより、各センターが目標値（手術件数、患者数、診療報酬項目）を定めたことにより、半年で収益が目ざましく増加した。

　その年の年末には、耐震不能であった1号館の建て替えも決定し、職員のモチベーションが向上した。重症者を受け入れることにより、研修医が先輩から学ぶ教育の場を提供できる環境となり、研修医が3名増え、定数8名を満たすようになった。4センター設立で、病院の知名度は以前より高くなり、大学からの医師の派遣も増加した。

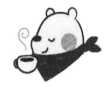

コーヒーブレイク（笑い話）

◇57歳で脳梗塞を発症し、失語症、右片麻痺の夫が突然発語した場面（女房が完璧でないことが功を奏す）

　夫は私が夜勤業務に出かける直前に目の前で倒れた。

　運ばれた三次救急の病院では、左側脳梗塞の診断を受け、夫に付き添うことになった。入院8日目のことである。気分が少し落ち着いたのか、お風呂に入りたいと要望あり。早速、入浴の準備をする。夫は替え用のランニングと下着は自分で、ベッドの上に準備していた。入浴介助後、下着を履かせようとしたときのことである。「ハイ右足」といった途端に、夫は「ち・が・う」と発声したのである。びっくりした私は「お父さん、言葉が出たよ」と下着を払いのけ、涙声で叫んだ。夫は私が、脱いだ下着をまた履かせようとしているので、声がでたという。「ダメな女房でよかったね」というと、夫は大きくうなずく。それから、少しずつ、言葉が出るようになり、麻痺も徐々に回復していく。

　娘が理学療法士であることも功を奏した。現在は麻痺もほとんどわからないくらいになっている。たまに「あれ、あれ」と代名詞を使うが、これは私も同じである。

◇術後1日の胸部写真をポータブルでとったときのエピソード

　術後1日目の胸部をポータブル撮影に来てくれたため、受け持ち看護師に「○○さんの胸部写真は起こして撮ってください」と指示をした。

　担当医師から「おい、写真は仰臥位になって撮ってあるぞ」といわれた。担当の看護師に確かめると、AM5時ごろ鎮痛剤を使用し、うとうとしていたので「○○さん、起きてください、と頬を刺激して目を覚まさせました」という。「身体を起こして下さい」「起きてください」の違いである。私が「上体をギャッジアップして、撮ってください」と指示しなかった結果である。主語と述語をきちんといわないといけないことを反省した私である。この患者のレントゲンはこのままで終了したが、私も苦笑してしまった。

Ⅷ.
人材育成を常に心がけよう！

Ⅷ. 人材育成を常に心がけよう！

1．看護師長の人材育成

目的
看護師長の経営マインドを育成するため、「電卓授業」を行う。

運用
(1)「電卓授業」では、先生役は看護部長、生徒は看護師長である。
(2)電卓授業内容は「電卓を用いて人員配置計算式、損益計算書や貸借表の数字を理解する授業」のことをいう。
(3)その中でも現場で身近に携わる項目（以下）を選んで、授業を行う。
　　平均入院・平均外来単価、病棟利用率、平均在院日数、病床回転率など。
(4)更に医業収益に対する費用の割合をベンチマークと比較できる。
　　必要な内容は語呂合わせで覚える方法を繰り返し行う
(5)授業時間は１時間、月に１、２回（例：第１・３水曜日18：00〜）

結果
(1)病院経営を学べる機会を作ることで、看護師長は現場の経営改善や業務改善を意識するようになった。
(2)ベッドコントロールを行い、回転率を高めることの必要性を認識できるようになった。午前退院、午後入院などに取り組む。
(3)在院日数を減らすために、新規入患者と退院患者の入れ替えが重要と理解でき、担当の医師に協力を得ることができるようになった。
(4)電卓授業は、看護副師長や看護主任からの要望もあり、効果的だった。医事課の職員も参加するようになり、職員間のコミュニケーションがよくなった。

2．認定看護師（CN）、専門看護師（CNS）、特定看護師などの育成

　認定看護師等を育てることにより、看護の質向上をめざす。また、安全で安心な医療に繋げることができる。育成することにより、看護師の募集要項に掲載でき、応募者を増やす要件の一つになる。

❶ CN・CNS、特定看護師の育成と活動
　(1)認定看護師・専門看護師・特定看護師委員会を毎月１回は実施する。
　(2)お互いの業務の理解と実践内容の報告。
　(3)年間取り組み計画を看護師長会と病院に提出する。
　(4)スタッフの人材育成に寄与することを意識する。
　　週に２回の活動日を設定した勤務表を作成する。
　(5)診療報酬への貢献度は院内の経営会議に報告する。
　(6)摂食・嚥下、認知症、皮膚排泄ケア、緩和ケア、がん専門看護師、がん化学療法、感染管理など、専門・特化した看護師が寄与することを再確認する。
　(7)地域に出て、看護の実践者として、地域の人材育成を図ることもできる。
　(8)年間１〜２名程度育てるように計画する。
　　その施設にあった予算範囲内で育成する（250万／年授業料85万、宿泊料含む）。

❷認定看護師（CN）とは
　(1)経験年数５年、各認定分野の勤務場所が３年以上あることなどの要件が揃うと受験資格がある。
　(2)認定看護の分野には31の分野がある（感染管理、がん性疼痛看護、皮膚排泄ケア看護、摂食・嚥下障害看護、手術室看護、乳癌看護、透析看護、慢性心不全看護他）。

※育成と活用※
　(1)まずは、自施設に必要な CN を育成する。
　(2)育成後は現場で活躍できるように環境を整える。勤務表の調整など。

❸専門看護師（CNS）とは

　看護大学院の卒業生である。CNと異なるのは研究や教育に力を入れる業務がある。育成することで研究発表に力が注げる。

※育成と活用※
- (1)質向上のためには看護研究への取り組みは重要であり、看護大学院への進学を進める。
- (2)卒業後は、現場の看護研究推進者役を担ってもらい、看護研究の活性に繋げる。そして院外発表ができるように支援する。

❹特定看護師とは

- (1)医師が作成した手順書があれば特定看護師が診療の介助を実践できる。2015年より、始まった制度である。
- (2)特定行為には38分野があり、この特定分野の教育を提供できる施設は特定行為指定研修機関として厚生局の認可を得ることが必要。

※育成と活用※
- (1)CNの更なる進学を進め、特定看護師を増やす。
- (2)特定看護師は手順書を元に、診療介助ができるため、現場の看護師の指導者モデルとなれるように、環境を整える。

❺まとめ

　これからの医療の現場は認定看護師・専門看護師・特定看護師の育成を進めていくことは重要である。

　世の中の流れに置いてきぼりにならないためにも、現状に甘んじてはいけない。常に、看護の質向上を図れる人材育成を考えなければならないと考える。今後も日本看護協会からの発信や医療界の動向を見ながら、核になる人を育成していく必要がある。

3. 勤務表作成は人材育成の一つ

　勤務表は医療従事者（スタッフ）にとっては永遠のベストセラー。

❶勤務表作成の目的と効果

目的

　勤務表作成により、医療従事者は自己の生活リズムを考慮できる。また患者・家族に安心・安全な医療を提供できる。

効果

(1)仕事が楽しく続けられる。

(2)協調性の強化に繋がる。

(3)他者を思いやる気持ちと感謝の心を育む。

(4)後輩を育てる先輩の育成となる。

(5)自己管理の重要性が認識できる。

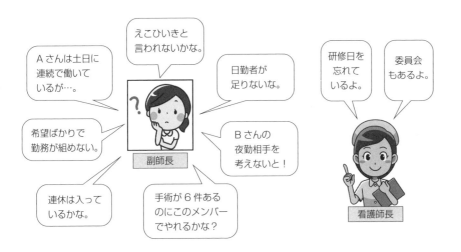

❷勤務表作成は至難の技

病棟の勤務表作成時のツボ

点検項目	点検内容
1. スタッフの 希望内容の確認	①同じ日に希望が多いときは個別に理由を確認する。 ②業務が展開できない時は、スタッフに理由を伝え、協力してもらう。 ③協力してもらったスタッフには次月に希望を考慮することを伝える。
2. 休日に休み希望が集中し ていないか確認	①休日に休みが集中し、勤務表作成が困難な場合は該当者同士で話し合ってもらう （夜勤明けや夜勤入りでも可能な人が出てくるときもある）。 ②前月の勤務表と照合し、公平に休日・休暇を入れる。
3. 夜勤者を先に	①勤務表作成時は、夜勤者を先に組み入れる。
4. 休日勤務者	①可能な限り、１週おきに勤務を組み入れる。
5. 連休・有休	①できるだけ、月１回は連休を入れる。 ②各自の有給休暇取得数を確認する。有休が消化できないときは、２か月間で考慮することをスタッフに伝える。
6. リーダーと メンバー構成	①チームリーダーが存在するように考慮する。 ②ベテラン看護師と経験の浅い看護師のバランスを考慮する。
7. 委員会の出席	①定例委員会は勤務表に明記し、担当者が出席できるように配慮する。
8. 手術日や病棟行事等明記	①多忙日の必要人数を確認する。 ②病棟会議などに、同じ方が２か月に渡り、続けて欠席にならないようにする（会議開催時間の確認）。

例：副看護師長が勤務表作成に挑戦する。

❸勤務表作成時の追加考慮点

(1)短時間労働勤務者へ

　　月１回程度の遅番または夜勤業務が可能かどうかを聞いておく。協力を依頼するときは、夫または家族の背景を確認する。

(2)子育て中のスタッフへのメッセージ

　　子どもが病気のときは早めに申し出て、早期の治癒を図り、体調がよくなれば速やかに出勤するように伝える。大方、３歳までは病気をする子どもが多いので、それまではめげずに子育てしてほしいと伝える。幼児期までの子育てについては、周りのスタッフにも説明し、協力してもらう。

(3)連休（３連休以上）を取得したいときは早めに申し出てもらう。

　３連休以上の休暇取得希望は一覧表を掲示し、可視化しておくとよい。できれば１年間の取得時期を掲示しておくとよい。

看護部長へ贈る13のメッセージ

※看護管理者には見受けられない失敗だらけの人生!!
　それでも看護部長職を続けてきた過程で学んだ私が届けるメッセージです。

⑴看護部長は率先して病院全体の職員とよい人間関係作りを行う。自己のパワー（元気）を維持し、笑顔で意識して行動する。

⑵取り組む前には職員の氏名と顔を一致させる努力はベースであり、事を進めるツールでもある。

⑶感謝の言葉かけと励ましの言葉かけは必須。そして、職員に響くメッセージは何かを常に考えておく。

⑷人は褒められ、認められると頑張れる。彼らの利点を引き出す仕掛けを意識する。

⑸根回しは配慮、気遣いであり、事をスムーズに運ぶための１つのツールである。

⑹部署の要である看護師長は経営のキーマンである。
　看護師長には扇の要であることを事ある毎に伝え、自分の役割を意識してもらう。
　看護師長の意識・行動変容は看護部変革の大きな財産である。病院の風土を発展させるキーマンとなる。

⑺目標達成にはプロジェクトが必要である。プロジェクトのトップは必ずしも医師でなくてよい。看護師が力量発揮できる分野は率先してリーダーとなる。

⑻看護部長は病院分析を必ず行い、根拠に基づいた方針を立てる。
　経営改善は看護部から主体的に発信することができ、周囲を刺激できる。

⑼診療材料削減に取り組むことにより、業者の特徴を捉え、価格交渉が可能になる。
　業者への提案もできる。

⑽院内の経営資料提供を促すことにより、医事課・総務課の職員を刺激できる。彼ら
　の経営に対する意識・行動変容に繋がるきっかけになる。

⑾成果が出る取り組みの相乗効果は業務改善に繋がり、スタッフのモチベーションが
　高揚する。

⑿看護部長の院内での最も大切な役割は院長・事務部長と常にトライアングルである
　こと。この１辺が外れたら、組織は成り立たない。

⒀人を笑わせることのできるゆとりを持つ。
　ジョークを１日１回は言える特技も看護部長は必要と感じる。

応用編

経営基盤の異なる３病院の

円滑な統合に向けた

看護部長の取り組み

官民の病院統合による地域医療再生への取り組み

　三重県桑名市にある桑名市総合医療センターは、市立病院と民間2病院が再編統合されて誕生した全国でも数少ない官民病院の統合による総合病院である。2018年2月に新病棟が完成し5月1日より診療が開始されたが、最初に統合の話が持ち上がってから足掛け12年を要している。

　桑名市の医療の問題点や三病院のそれぞれの問題点を明らかにし、長い歳月を要して、この地区に必要だった400床の総合病院を開設した経緯を述べる。

1. 桑名市と桑員地区の説明

　桑名市は三重県の最北端、伊勢湾に面する街で、人口約14万人、北は名古屋市まで電車で20分ほど、南は三重県の最大都市である四日市市へ10分ほどの交通の便に恵まれたところにある。江戸時代には桑名藩11万石の城下町であった。

　桑名市といなべ市それに周囲5町から構成される地域を桑員（そういん）地区と呼び、三重県の最北端に位置する医療圏であり、人口は約28万人、うち約半数の人が桑名市に住んでいる。

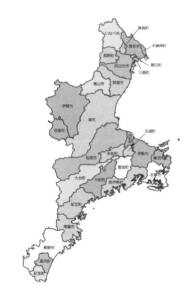

※以下の2. から5. までの内容は竹田寛理事長の『桑名市総合医療センターのチャレンジ―官民統合による地域医療再生への取り組み―』より部分抜粋。

２．桑員地区の医療状況と病院統合の必要性

(1)この人口28万人規模の医療圏なら当然あってしかるべき400床クラスの総合病院が、今までずっとなかった。

(2)高度先進医療ができなかった。例えば、桑員地区には放射線治療装置がないため、「がん」をもった患者さんには手術前に放射線治療を市外の病院で受けてくるように説明されており、通常の「がん」の治療すら満足には行えていなかった。

(3)高度医療機器の揃っていない病院には、医師は集まらず、各病院とも、少人数の医師で１次から２次の間ぐらいの医療をなんとか行っていた。

(4)医師不足が追い打ちをかけたのは平成16年に開始された新医師臨床研修制度である。医師の主な供給元であった三重大学医学部において若手医師が不足し、医師の派遣がきわめて困難となった。

３．桑名市においても医療体制崩壊の危機に‼

(1)救急病院の医師の高齢化・疲弊

(2)病院小児科医師の減少

●応急診療所のバックアップ体制もとれなくなった。

●桑名市内には小児患者の入院できる病院がなくなった。

(3)周産期医療

正常分娩ならまだしも、未熟児などの異常分娩が困難となり、正常分娩さえも圏外の病院で行う人が多くなった。

(4)桑名市民病院の経営悪化

桑名市民病院の累積赤字は大きく膨らんでいった。

(5)３病院の建物の老朽化

桑名市内の桑名市民病院の他に山本総合病院、平田循環器科病院の３病院は建物が老朽化し、このままでは将来的な展望が開けない。

上記の(1)から(4)の内容から、統合の話が持ち上がった。

4．再編統合までの歩み

❶平成18年1月：桑名市民病院あり方委員会の設置
　医療関係者及び有識者で構成される桑名市民病院あり方委員会が設置され、答申が出された。
⑴病床数400床前後の二次医療可能な自己完結型の急性期病院。
⑵収支構造の改善と職員意識の改革により経営改善に取り組む。
⑶経営形態としては非公務員型の地方独立行政法人が望ましい。
　これらを実現するためには民間病院との再編統合を検討すべきである。

❷平成21年10月：最初の再編統合（桑名市民病院と平田循環器病院）
　桑名市の提案により桑名市民病院と平田循環器病院との間で最初の再編統合が行われた。その内容は、桑名市民病院が地方独立行政法人となり、平田循環器病院を統合して分院化する。

❸平成23年1月：2度目の再編統合（桑名市民病院＋山本総合病院）
　桑名市、桑名市民病院および山本総合病院の三者で、「桑名市民病院と山本総合病院の再編統合に関する確認書」が締結された。

❹平成23年12月：「地方独立行政法人桑名市民病院と医療法人山本総合病院の統合に関する基本合意書」が締結された。

❺平成24年4月：地方独立行政法人桑名市総合医療センターが誕生
　各病院は下記のような名称で運営されることになった。
　⑴桑名市民病院・・・・・桑名西医療センター
　⑵平田循環器病院・・・・桑名南医療センター
　⑶山本総合病院・・・・・桑名東医療センター

❻平成25年10月：三重大病院長を任期半ばで辞し、桑名市総合医療センター理事長に竹田寛氏が就任した。

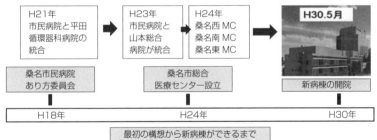

桑名市総合医療センター統合の歩み

5．再編統合後から新病院開院までの4年半の諸問題

　平成30年5月新病院が開院するまでに4年半の歳月を要した。平成28年春には新病院が完成する予定であった。しかし、折からの東日本大震災による復興需要や東京オリンピック誘致の決定、名古屋駅前での大型ビルディングの建設ラッシュなどの影響により、建築費は高騰し人手も不足して入札不調が続いた。結局落札するまでに2年かかり、建設費は当初予算の1.7倍に膨れ上がっていた。

❶前半の2年

　新病院の建設工事がなかなか始まらず、3センターとも引き続き老朽化した施設で働かざるを得ない、人手不足で作業効率も悪い、職員にはストレスがどんどん貯まり、モチベーションも低下し、「ほんとうに新病院はできるのですか？」そうつぶやきながら離職する職員も少なくなかった。

　医師、看護師をはじめとした人手不足により医業収益も悪化した。医業収益が悪化するとさらに職員のモチベーションは低下し、まさに負のスパイラルに陥ってしまった。

❷後半の2年半

　新病院の建設工事が開始されると、職員の誰もが前向きになり、協力的になり、全体の雰囲気が明るくなってきた。更に平成28年4月からは、有能な人々が続々と助っ人として駆けつけてくれ、これも大きな後押しになった。長かった暗黒の時代

からようやく抜け出し、希望の光が見え始め、そのまま新病院の開院に至った。

筆者は後半の（2016年）4月に理事兼総括看護部長として就任した。

6．統合に向けた実際

筆者は以下のように3病院を分析し、課題を抽出した。

統合前の2年間と新病院発足後の1年間を円滑な統合に向けて、総論のキーワードを応用した取り組み内容を紹介する。

❶桑名西医療センター（西MC）（稼働床151床）の紹介と課題
(1)院長は消化器外科医である。常勤内科医が2名となり、内科医の不足により、救急外来をはじめ、様々な診療科に影響を及ぼしている。
(2)平均入院患者数は100名前後で、稼働率は65％前後であり、赤字経営である。
(3)脳神経外科医が3名在籍し、SCU（脳卒中ケアユニット）が3床ある。3施設の中でSCUと口腔外科はこの病院のみである。
(3)一般床は3病棟あり、看護体制は7対1である。
(5)小高い丘の上にあり、駅から、シャトルバスで10分ぐらいのところにある。職員駐車の負担額は3,000円である。

課題
(1)建物が古く、ベッド稼働率が全体的に低い要素も加わり、職員全体に活気がない。
(2)赤字経営は、内科医不足が主な原因であり、仕方がないと思っている雰囲気が職場全体にある。
(3)時間外勤務が発生している部署への応援体制がない。

❷桑名南医療センター（南MC）（稼働床49床）の紹介と課題
(1)院長は循環器外科医で、単科の循環器科病院である。
(2)平均入院患者は23名前後であり、稼働率は47％前後である。病棟数は、1病棟で看護体制は7対1である。
(3)院長は経営には強く、黒字経営である。
(4)主に循環器科疾患を取り扱っており、少数精鋭で業務を展開している。

(5)職員全体がファミリーのような絆がある。

(6)東MCから徒歩10分ほどの距離にある。

課題

(1)稼働病床を49床と減少したが、入院患者は平均20人以下（50％以下）の稼働率である。

(2)患者に対する看護師数が多い。そのため、業務量は西・東MCに比較して少ないため、のんびりしている。

(3)薬剤師が1名であり、西・東MCからの応援をもらうが円滑な活用ができていない。

(4)夜間時間帯に再来患者の救急を病棟の看護師で対応しているため、見直す必要がある（2名の夜勤者は他部署の応援を兼ねてはならない）。

(5)東MCの循環器科との合同学習会はほとんど開催されていない。

❸桑名東医療センター（東MC）（稼働床232床）の紹介と課題

(1)院長は消化器外科医であり、新病院開設1年前から、循環器内科医に交代する。

(2)一般床は5病棟あり、3病院の中で一番規模が大きい。看護体制は7対1である。
元は個人病院であり、多忙であっても前向きに働く。

(3)特定病棟（HCU 5床、N ICU 3床）、透析センター（50床）がある。

(4)平均入院患者数は180名前後、平均稼働率は78％前後で、赤字経営である。

(5)循環器内科医師が6名在籍し、24時間心臓カテーテルなど対応可能である。

(6)名古屋からは電車で約25分、駅から徒歩5分のところにあり、アクセスはよい。
通勤は便利であるが、駐車場がない。

課題

(1)3病院の中で規模は一番大きい。しかし、赤字経営である。

(2)建物が古いため、病室のクーラーが時々壊れ、患者から不満が出ている。

(3)保育所は耐震不能であり、危険である。

(4)病院の主要人物（理事長・副理事長など）は東MCに在籍している。
そのため、3病院の主要な会議（理事会、幹部会など）はこの東MCで開催され、
他の施設からの出席者は移動が必要である。

(5)地域連携室はMSWと事務で運用しており、看護師が不在である。
地域医療施設医からの紹介状内容（FAXを含めて）の医療用語に慣れていない

ため、返答に障害をきたすときがある。

(6)新病院は桑名市東 MC に隣接する予定であるが、駅前であり、駐車場がない。

❹3病院全体共通内容

(1)平成24年に地方独立行政法人となっている。理事長が在籍し、月1回理事会が開かれる。

(2)経営的にはすでに合併しているが、新病院が建設されるまでは、おのおの経営を営み、院長と看護部長（代行）が在籍している。

(3)電子カルテの ID は3病院間で共通使用できる。

(4)3病院間のアクセスはシャトルバスで結ばれ、1時間に2回運行する。このバスは患者も職員も利用できる。

(5)3病院にはおのおの保育所があり、夜間保育も行っている。

(6)地域連携室は各施設の体制で運用しており、地域連携室としての機能は十分でない。そのため、地域医療センターを新病院開設前に立ち上げることになった。

7．3病院の看護部統合に向けた問題点の把握

私はシャトルバスを利用し、毎日、3病院をラウンドした。

各院長とのコンタクトは密に取り、院長のタイプを自分なりに分析し、対応した。その施設の会議にも率先して参加し、他職種の方の氏名を覚えた。また看護の現場に直接入り、看護師の氏名を覚えると同時に看護を一緒に展開した。看護師長会には欠かさず出席し、新病院統合に向けて、準備する内容を提案した。月1回の看護師長の合同会議では、新病院を運用するための必要看護師数を割り出し、看護師の離職防止をお願いした。

以下の抽出した内容は、3病院のラウンド時に把握した問題点である。

(1)地方独立法人となり、病院の名称は桑名市（西・南・東）医療センターとなっているが、現場には統合した意識が薄い。

(2)看護部長会で決定した内容が実行されていなく、各施設の看護部長（副部長）の採配で看護部を運用している。

　　例：看護方式が統一されていないなど。

(3)勤務表の作成方法が統一されていない。使用する記号も独自で作成し、バラバラである。

(4)夜勤時間は2施設が変則二交代制、他の1施設は三交代制をとっており、統一されていない。

(5)看護師教育は各施設のやり方で実施しており、人事交流がなく、お互い面識がほとんどない。

(6)新病院に配属する看護師の準備ができていない。ベッド数に応じた必要看護師数がわからない。

(7)両病院に同じ診療科が存在するも、看護手順・看護基準が統一されていない。そのため、各施設のやり方で看護を実践している。

(8)看護必要度の研修が全看護職員対象に実施されていない。正しく、看護必要度が取れていない。

(9)7対1の看護体制の資料が毎月準備されていない。厚生局の適時調査や医療監視は一部の上司で対応しており、医事課とも連携が取れていない。

(10)看護管理日誌、外来日誌、手術室日誌、当直日誌など、全ての日誌類は、各施設独自のものであり、統一されていない。

(11)介護福祉士は西MCのみに採用されている。

(12)西MCにはSCU（脳血管センター）、口腔外科、外来化学療法があり、東MCはHCU,NICU、循環器カテーテル検査、産婦人科、NICU、膠原病（リウマチ）、透析センターがあるが、お互い、学び合う体制ができていない。

新病院開設前の2年間の取り組み

新病院開設前2年間は主な内容を5項目掲げて、取り組んだ。

〇取り組み重点内容5項目

1. 看護師確保対策（離職防止対策）
2. 新病院運用に必要な看護職員検討
3. 新病院における配属希望調査と調査後の配属
4. 移転準備
5. 新病院への患者搬送

上記の重点5項目の取り組み内容を紹介する。

1. 看護師確保対策（離職防止対策）

❶3病院の看護師達の声を傾聴

（ラウンド時のスタッフの声）

　忙しい新病院には行きたくない。今のメンバーとバラバラになるなら、行きたくない。あの医師とは働きたくない。知らない医師とは働けない。あの看護師長さんの下では働きたくない。自分が経験したことのない診療科には行きたくない。外来しかやっていないので病棟勤務の夜勤はできない。駅前には駐車場がない。現職場の駐車場代金は現在3,000円、新病院は10,000円、負担額が増えるとのこと、生活がやっていけない。

　公共機関通勤は無理。保育所が1つになると子どもが慣れない。

　小学低学年の学童保育の終了時間に間に合わないので、低学年を抱えている人は、短時間労働があると助かる。

　変則二交代はできない、三交代はできないなど意見が飛び交う。

　ある看護師長は、親の介護があるのでこれを機会に退職したいなど、様々な意見が聞こえてきた。

※看護師確保にはこの様々な不安の声を解決する必要があると感じた。

❷３施設間のコミュニケーションを深めるために、人材育成・看護方式の統一

人材育成（教育方法）の統一

(1)教育担当副部長を配置

　　教育担当者を配置することにより３病院の異なった教育プログラムをまとめ、人事交流を図った。

(2)３病院合同の看護部教育方針（人材育成）

　　集合研修は西MCと東MCの２か所で、同一研修を行った。講師は院内の医師・他職種を組み入れ、看護師の教育に携わってもらった。医師との人事交流を図った。

(3)診療科別の合同学習会

　　看護師の新病院配属場所を決定後、各科診療部門ごとに学習会を開始した。特に、産婦人科、脳神経外科、心臓外科、NICUなど、経験のない診療科の学習会を行った。全職種が参加し、プレゼンは担当医師が行った。

(4)合同学習会の効果

　　診療科別の合同学習会後は交流のなかったスタッフと一緒に学習でき、一緒に勤務する人の氏名が確認できた、新診療科の特徴が学べ、担当医師と交流ができたなど、参加者に好評であった。

❸看護方式（PNS）の統一

(1)PSNとはパートナーシップ・ナーシング・システムである。

　　この方式は２人の看護師がペアとなり患者を受け持つ看護方式である。

(2)現状

　　PNS看護方式と固定チームナーシングの部署があり、看護方式が統一されていない。医師からは、先輩が疲弊し、退職者が数人出た原因は、PNSを取り入れたからだとの不満もある。

(3)PNSのよい点

　　新人看護師の退職が２年間ない。先輩が優しいという評判である。ペアのため、ダブルチェックができる。

(4)看護師長達でPNS方式を再検討した結果

　　PNS看護方式を全部署で続行する。よい点を活かし、現状の弱点を改善しな

がら進めることにした（医師にも説明する）。

❹育児時短勤務の延長（小学低学年まで延長）

(1)小学校低学年（３年生）の子をもつ看護師が学童終了時間に間に合わないことから、幹部会に提案した。

(2)対象看護師は各病棟に１、２名在籍し、リーダー格である。

(3)結果

　　小学３年生まで、時短勤務の延長が認めてもらえた。

　　５、６年目のリーダーが７名ほど、残ってくれることになった。

　　30代の看護師は全国的に職場で一番少ない傾向にあり、残ることになったのは大きな戦力となる。

❺職場近隣に駐車場の確保（200台）

(1)職員駐車場200台分が職場の近くに確保できた。

(2)負担金は7,000円／月。

(3)院内保育所に預ける職員は職場まで歩いて５分の場所であり、利用しやすくなった。

❻夜勤時間の統一

(1)現状

　　二施設は変則二交代勤務を導入し、他の一施設は三交代勤務と夜勤時間12時間を時々導入し、統一されていない。

(2)合併前に二交代勤務と三交代勤務の体験を希望する人を募り、実施した。お互いに利点、欠点が理解できたという。

(3)二交代勤務は週休（公休）が連続してとれ、休める気分になる。しかし、多忙なときは休憩が取れず、疲労困憊という。

(4)三交代勤務は正循環（深夜→日勤→準夜）にすると、年休が必要となり、他の人より有給取得が多くなる。８時間で終われると思うと、身体的には頑張れるという。

(5)夜勤時間についての検討結果

　　●病棟勤務の人は変則二交代勤務と三交代勤務をミックス可能とする。

　　●個人も同様に１か月間で二交代、三交代勤務のミックスを可能とする。

　　●三交代勤務の人は勤務予定表にペアを探してもらい、勤務を組み入れる。三交

　　代勤務を希望する人を１病棟に最低２名配置する。

❼各種マニュアル統一隊をつくり、準備する。

プロジェクト結成（６チーム）

(1)手順基準マニュアル統一隊

(2)日誌類の統一隊

(3)重症度・医療・看護必要度点検隊

(4)勤務表作成統一隊

(5)夜勤勤務時間の見直し統一隊

(6)診療報酬取りこぼし防止隊

※リーダーは看護副部長、看護師長が担当する。同一診療科が２つの病院にあるため、看護手順・基準の点検隊は他のチームより、時間を要した。

２．新病院における看護師必要人数の検討

❶病棟部門：一般病棟（７対１看護体制）と特定病棟の人員配置（321床で検討）

部署	必要人数	病　棟 総合計
一般病棟294床 （７対１夜勤者含む）	203人	
集中病棟計27床： HCU（8）ICU（4）SCU（3）NICU（6）GCU（6）	63人	276人
看護師長	10人	

❷外来部門の必要人数（常勤者）

部署	必要人数	外　来 合　計	病棟＋外来 合計
救急部（変則二交代）	18人		
放射線科・光学診療部	10人		
手術部	21人	77人	276＋77＝ 353人
透析部	13人		
一般外来・外来化学療法室・他	9人		
健診・地域医療センター	6人		

※必要合計人数を幹部会に報告する。

３．新病院における配属希望調査実施と調査後の配属

❶看護師長の配属希望調査　対象者13名（現数）

(1)目的

　　　最初に看護師長を対象としたのは、希望する担当診療科を把握し、診療科の手順・基準などの見直しを割り当てるため。

(2)実施結果

　　●現在の勤務場所と同じ分野の担当を希望した人（12名）

　　●自分の得意な専門分野を希望した人（11名）

　　●新しい分野でもよいと答えた人（１名）

(3)その他（コメント記入内容）

　　●○○医師とは働けない

　　●スタッフが横異動してくれると助かる

　　●コミュニケーションが円滑に取れない人とは働けない

　　　などの記載があった。

(4)看護師長の希望調査結果からのまとめ

　　　上記の内容から、新病院は無難で安全に管理したいという気持ちが表出されている。

❷看護師及び介護者・看護助手の希望調査

(1)方法

　　●看護師長の希望調査をもとに、第１、第２、第３希望までを聞き取り

　　●下記の行程内容を伝え、10月には全ての職員の配置部署を発表することを伝えた。

(2)開院半年前の行程表

行程	内容
新病院開院 10か月前 （2017年7月） スタッフ対象	・新病院での勤務部署希望調査（第1、第2、第3まで、希望部署記入） ・常勤スタッフ：331名 ・非常勤スタッフ：100名 ・その他の欄には退職予定等をコメント記入
7か月前 （2017年9月）	・希望調査結果をもとに、新病院の配置の一覧表作成 ・看護師長2回目希望調査
6カ月前 （2017年10月）	・すべての職員対象に新病院での勤務部署発表 ・医局会、幹部会では看護師長、副師長、主任まで発表し、現場は混在するチームのため、落ち着くまで（2、3か月間）協力を依頼する。

(3)調査結果

●常勤スタッフは331名中321名（97％）が新病院に異動することになった。

●常勤退職者は10名であった。

●非常勤勤務者も108名中96人が残り、12名の退職であった。

●育休者は三病院合わせて18名であった。

(4)ICUとGCUのスタッフは開院時の配置は不要であり、新規採用者が39名あることから、新病院は開院可能と確信した。

❸希望調査後のまとめ（新病院配置希望調査からのまとめ）

新病院への希望調査をまとめると3つのカテゴリーに分けることができた。

①新地では精神的な慰安を求めている。
②良好な人間関係の場所を求めている。
③医療事故を起こさない環境を求めている。

上記の理由

(1)看護師長を含め、職員全体の8割が現在の診療科を希望していた。

(2)医師も顔見知りがよい。

(3)同部署に顔見知りがいるとよい。顔見知りの方と働きたい。

(4)新しい部署は今までの仲間と準備を進めたい。

(5)チーム医療が円滑な診療科、人間関係のよい部署を希望している。

(6)新しい診療科の希望者は僅かである。

(7)院内保育所の充実を希望する。

(8)職場が駅前であっても車通勤を希望する。

※看護師が97％と予想（80～85％）以上に残った理由を分析すると、

(1)現場の管理者達から、スタッフへのよいメッセージ発信と努力があった。

(2)一緒に働こうと声をかけ合った仲間達のお陰である。

(3)新病院の近隣に職員駐車場200台分が準備できた。

ことである。

❹希望調査結果と開本氏の組織コミットメント・組織変革提言との比較

　　開本浩矢氏は「組織コミットメントの強い人は組織を離れようとする意思が低い。人は一般的に安定を好むことから、先の見えない未知の状況に足を踏み入れるのを躊躇する傾向にある」と述べている。

　　今回の希望調査では上記の開本氏が述べている内容と一致することが分かった。

　　今後は「組織にコミットメントの強い従業員はこれまでの価値観に縛られてしまう。変革を阻害する要因になりかねない。組織コミットメントの強い従業員は、非常に強い武器になるが、諸刃の剣となる危険性もある」と開本氏が述べていることから、新病院開院後、現場が落ち着いたら、勤務の異動も考慮する必要があると考えた。

❺希望調査後の看護師の配置

(1)重要点

　　新病院では混在チームでも安全で安心できる体制を考慮する。

　　混在した看護要員が、コミュニケーション不足で医療事故を起こさない環境を考慮する。看護師の退職防止も必要である。

(2)看護師配置時の留意点

　●看護師長を最初に配置し、次に副看護師長、主任、看護師の順で配置する。介護福祉士と看護助手を最後に配置する。

　●副看護師長は看護師長と異なる施設出身者を配置する。

　●副師長がベテランのときは、主任は経験が浅い人とコンビを組む。

　●看護師は各部署のバランスを考え、経験年数を7枠に区切り、配置する。7枠

とは①11年以上 ②７～10年 ③４～６年 ④３年 ⑤２年 ⑥１年 ⑦新卒者に分けて、該当者を配置する。
●偏りがある場合は第２、第３希望まで広げ、バランスをとる。
●同施設の看護師は同じ部署に複数配置する。
●新卒看護師は入職前に希望した部署に配置する。
●11年目以上がいない部署は７～10年目の看護師を当てる。診療科の特徴も考慮する。
●病棟は卒後４～６年目のスタッフが全体的に少ないことがわかる。
●手術室、放射線科・光学診療部、透析部門、救急部、地域医療センター、健診部門、一般外来、外来化学療法室等は希望通りとする。
●希望外の看護師は全体で10名ほど、希望外配置の対象となった。各施設の看護副部長が交渉し、謝罪と承諾に対する感謝の言葉を述べる。
(3)時短勤務者及び臨時職員看護師、介護福祉士と看護助手は統合前に勤務していた診療科の病棟へ配置する。常勤換算し、配置場所のバランスをとる。

４．新病院への移転準備（８か月前の10月～３月迄）

❶2017年10月から2018年３月までの取り組みスケジュール表
11月には移転作業部会を結成し、業者との検討会を開始する。

❷市民向けの桑名市の医療を考える講演会開催
三重大学病院との共催で開催された。
(1)講演内容
●新医療センターの担うべき機能と役割について
●先進的な画像診断と放射線治療について
●脳の健康を守ろう
●地域周産期医療センターの役割について
●今後の小児医療について
(2)市民参加者は270人あった。
(3)市民の意見・感想
●新病院に期待している

●他県、他市に負けない病院を目指してほしい

●20年、30年先を見据えた地域に根付いた病院づくりをお願いしたい

新病院開院7ヶ月前のスケジュール

月	取り組み内容
10月	患者搬送会議開始（業者含む）
11月	移転作業部会検討開始
1月	①1月27日　桑名市の医療を考える会（市民向け） ②1月31日　新病院受け渡し式
3月	①3月10日　第1回、患者搬送リハーサル （西MC〜東MC〜新病院へ） ②外来患者受け入れ時のリハーサル

❸第1回、患者搬送リハーサル実施

(1)2018年3月10日、リハーサルを職員で行った。

　患者役、搬送役、荷物担当役、タイムキーパーなどを決め、実施した。

(2)搬送コースは西医療センターからの東MC→新病院3階まで移動

患者搬送ルート

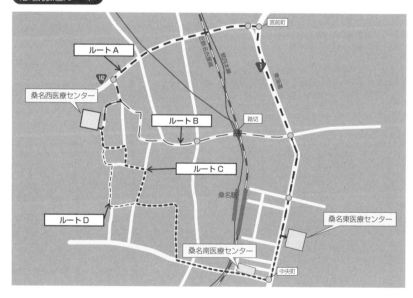

❹新病院（5月1日）開院 1か月前（4月）のスケジュール

4月	項　目
1日	開院式　来賓者（大学・医師会関係者、知事、市長他）
2日～5日	新規入職者オリエンテーション（39名対象）
7日（土）	一般市民向け内覧会
8日（日）	地域医療関係者向け内覧会
14日（土）	第2回、患者搬送リハーサル（本番当日と同様なリハーサル）
21日（日）	外来システム運用リハーサル
28日（土）	患者搬送本番　　8：00～開始 西Mc（28名）、東MC（84名）から合計112名の患者を搬送予定、重症者は12名程度であり救急車で搬送する。

❺患者搬送に伴う最終準備

(1)搬送患者の名簿作成（例）

患者	区分	診療科	患者情報チェックリスト	
1	担送	循環器内科	主治医名	N 医師
			病名	
			人工呼吸器装着の有無	有　無
			モニター装着の有無	有　無
			輸液ポンプ・シリンジポンプ 使用の有無	有　無
			酸素吸入の有無	有　無
			低圧持続吸引器使用の有無	有　無
			留置カテーテル使用の有無	有　無
			感染症の有無	有　無

(2)名簿作成時の留意事項

●移送区分と患者情報

　　重症者、担送患者、車椅子患者の3つに区分する。重症者は医師の付き添いが必要であり、救急車で搬送する患者とする。

●患者情報表には該当する項目にチェックを入れる。

　病棟診療科、主治医、病名、人工呼吸器装着の有無、モニター装着の有無、輸液ポンプ・シリンジポンプ使用や酸素吸入の有無、低圧持続吸引器使用、留置カテーテル使用の有無、感染疾患の有無。

　※上記内容をもとに受け入れ側は患者の部屋を決め、医療器具類を準備する。

(3)受け入れ側（着病棟）の準備（発病棟と着病棟の配置図）

搬送患者一覧表（例）

出発時間	患者氏名	発施設	搬送	着病棟	病室
8：30	NY重症	西MC	救急車	9N	901号室・個室
8：45	KY	西MC	車椅子	8S	803号室・大部屋

●患者の情報は最終チェックを行い、当日の担当者に渡す。

●送る側の責任者と受ける側の責任者は情報を確かめる。

●受ける側の責任者は搬送患者一覧表を基に部屋準備の最終点検を行う。

●患者情報はチェックリストを参照し、部屋の準備を行う。

●患者一覧表は全員が手元に持参し、当日に使用。

❻2018年4月28日　患者搬送当日

(1)職員800人が集い、患者を安全に移送する。

(2)患者を送る側には看護主任が残り、采配する。

(3)患者の荷物は氏名を記入し、最小限にとどめる。

　事前に家族に説明し、荷物を自宅に持ち帰ってもらう。

(4)受ける側は新病院勤務者が、看護師長の指示のもとに受け入れる。

(5)西MC及び東MCからの患者が同時に同じ病棟に入らないようにする。

(6)救急外来に搬送された患者は受け入れ病棟用ベッドに移し、病棟へ。

(7)主治医は新病棟に配置された患者の対応に向かう。

(8)搬送途中の急変時対応は救護所を数か所設置し、蘇生一式、血管確保一式、薬剤も含めて準備し、医師・看護師数名が待機する。

(9)本部には病院幹部が常駐し、患者搬送毎に終了報告を受ける。

(10)午前半日（12：30）で患者搬送をすべて終了した。

⑾各施設に荷物担当者を配置する。

⑿面会者は当日禁止、翌日は休日のため、急用の人のみに守衛が対応する。

患者搬送当日の各担当者割り当て表

本部	救護所	発病棟の担当	着病棟の担当
院長 看護部長 事務長	医師１名 Ｎｓ３名 蘇生道具一式準備	医師、看護師、薬剤師、 事務、検査技師、ＭＥ他	医師（主治医） 受け入れ側担当者全員

新病院発足（2018年5月1日、当初は321床）

１．新病院の看護部目標

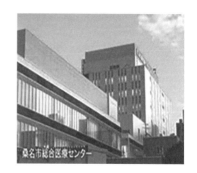

●平成30年度看護部目標

「お互いを信頼し、学び合い、認め合って、働きやすい職場環境をつくり、地域の皆さまに満足していただける優しい看護を提供します」

　三つの病院の混在チームであるため、①お互いを信頼する。②学び合う。③認め合うの３つをキャッチフレーズに看護を提供することとする。

２．合併後の看護の現場は混乱

❶現状

　同じ内容の看護提供において、従来のやり方で実施するため、２通り以上になっている。

❷看護技術の問題点

　⑴点滴の管理方法の問題点

　　●輸液ポンプとシリンジポンプの使用方法が違う。

　　●点滴のバッグにマジックでラインを引き、時間毎に管理している、点滴管理表を用いて管理している等バラバラである。

　⑵環境整備の方法が、部署毎で違う（必要物品や方法等）。

　⑶清拭の方法はタオルの準備から、清拭方法まで違う。合併前に見直した手順・基準のマニュアルが、役に立っていない。

　⑷HCU入室基準が理解できていない医師がいる。看護必要度が基準に達していない患者を一般病棟に転出するのを拒む医師がいる。

(5)特殊浴室の使用方法が決まっていない。使用する病棟の順番が決まっていない。

(6)個室使用時の差額ベッド料金の減免または免除の基準がない。

(7)看護助手のフロアー間の助け合いがない。病棟間にばらつきがある。

(8)仮眠室が職場から遠い。夜間は遠回りをしないとたどり着けない。

(9)入院センターの業務内容が周知できていない。

(10)霊安室に家族の待ち合い場所がない。また、仏壇が置いてある。

(11)職員エリアのエレベーターを清掃業者が使用するため、患者搬送が間に合わない。

(12)駐車場の問題。

　　●準夜（16：00〜0：45）の勤務の帰りはパチンコ店の駐車場は怖い。

　　●エレベーターは喫煙の臭いがあり、つらい。

(13)看護師としての身なりの基準が守られていない。

3．問題点の解決策

❶看護師長会議での解決策

(1)看護師長会議は毎日、16：00〜17：00迄開催する。

(2)話し合い後、決定内容は書記が文章化して、当日または翌朝までに配布する。

(3)各部署のステーション内掲示板に貼布し、周知徹底する。

(4)看護師長会議の司会・書記は毎日交代する。以前の勤務場所と違う方とペアになり、コミュニケーションを取る。

(5)看護技術面においてはマニュアルの周知と話し合いを実施する。

(6)患者の安全維持を常にインプットしながら、解決策を見出す。

　　患者に適しているのはどの看護技術なのかを話し合い、解決していく。

(7)陰口禁止‼　お互いを信頼し、学び合い、認め合う気持ちで接する。お互い、納得感を高めるためにマニュアルまたは教科書をもとに、確かめ合う。

(8)現場以外の問題は看護部長が総務と話し合い、即、解決策を提示する。

(9)パチンコ店駐車場のエレベーターの危険性の解決策。夜間に手術室及び内視鏡室に待機者が呼び出されたときの駐車場を確保する。呼び出し時は病院敷地内の保育所前に駐車してよい。三交代勤務者も同様とする。

(10)納得感を高め、意思決定に導く話し合い手法を毎回意識的に取り組む。

　　●会議前に副部長と司会者に説明する。

●副部長は会議を円滑に進行させるファシリテータを担う。

●俯瞰する役割は看護部長の役割である。

❷看護師長朝会議

(1)夜間の状態把握と各部署の把握、応援必要の有無、各部署からの問題点の提案等の報告により、病院全体を把握する。

(2)報告内容はホワイトボードに記入し報告する。

●夜間の管理当直者からの報告

●各部署からの報告は、患者数、看護必要度の割合、本日の入院と退院予定者その他、特記事項

●集中治療室からの報告は、ベッドの利用率、本日転出患者と転出先病棟名

●救急部からの報告は、患者数と救急車件数、入院数等

●外来部門からの報告は、中央処置室の採血数、本日の化学療法件数

●透析室の報告は、透析患者数

●手術室からの報告は、昨日の緊急手術件数と終了時間、本日の件数

●放射線科・光学診療室からの報告はアンギオ件数と内視鏡件数、時間外件数等

●感染管理室と医療安全管理室からの報告

●ベッドコントローラーから当日入院患者の調整や空床について

●各部署からの提案

> **ミニ会議の可視化表：ホワイトボード記入例**

管理当直者報告	夜間救急患者数 25件、救急車 9台
入院患者数 301	入院 9件　入院中の重傷者著変なし

例：病棟編

部署	患者数	看護必要度	本日入院数	本日退院数	OPE 他
9N	39	28.3	5	3	3件
9S	38	45.0	6	7	3件
8N	40	22.5	7	8	
8S	36	45.3	8	6	5件
7N	39	43.5	8	7	心カテ8件
7S	40	28.5	3	3	
6N	22	29.3	2	3	未分娩2
6S	25	29.5	5	7	
西7	23	43.2	3	0	
合計	302	平均 35.0	47	44	

(3)朝会議効果

●夜間の管理者へのねぎらいの言葉かけと夜間状態を知ることにより、夜間多忙であった現場にねぎらいと感謝の言葉かけができる。

●全体を可視化することにより、自部署と比較し、多忙な病棟に率先して応援ができる。

●急遽、人員不足に陥った部署に支援ができる。

●夜間のヒヤリハットや昨日の出来事など、全体で共有する内容がわかる。

●空床が少ないとき、予定入院患者のベッドコントロールが可能となる。

●集中病棟の患者が一般病棟に出るための調節も可能となる。

●看護師長をはじめ、職員の健康状態を把握できる。

●急な伝達や事務部・薬剤部・検査部等への伝達もこの会議を利用できる。

●解決できない問題点は、臨時会議へと繋ぐことができる。

(4)合併後、３週間経過後の現場は平静さを保つ

３週間後の現場の状況

●３週間経過後、看護師長会議を毎日、開催しなくてよい雰囲気になる。

●遠慮することなく、自分の意見をはっきりと言い合っていた雰囲気が穏やかになる。

●問題が発生した場合は朝会議で解決を図るようにする。

●緊急事態発生時等は、臨時の看護師長会を開くことにする。

４．変革の成功に向けて看護部長・副看護部長のサポート

❶担当現場をラウンドする時の３つの言葉かけ

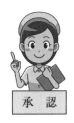
承　認

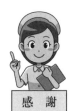
感　謝

励まし

❷看護部長、副看護部長のラウンド担当部署

　承認、感謝、励ましの言葉かけと困っている点の確認、会議への提案事項等の確認を行う。ラウンド結果は夕方の看護部会議で報告する。

❸看護部長・副看護部長のラウンド効果の検証

担当者	ラウンド部署
看護部長	病棟・外来部門すべて
A 看護副部長	7 階〜9 階病棟
B 看護副部長	6 階病棟、集中治療室、NICU
C 看護副部長	手術室、放射線科、光学診療部
D 看護副部長	外来部門、入院センター、 地域医療センター

(1)方法：アンケート調査（倫理的配慮は文章で伝え、回答したときは承諾したものとする）

(2)対象は看護師長　18名

(3)用語の説明：上司とは（看護部長・看護副部長）私とは（看護師長）

(4)アンケート内容：（厨子・井川両氏による組織メンバーにポジティブな成長を促すサポート内容をアレンジした調査内容）

　　回収率　83.3%（15名／18名）有効回答率　100%

点数化する。 そう思う（5点）どちらかといえばそう思う（4点）どちらともいえない（3点） どちらかといえばそう思わない（2点）そう思わない（1点）				
感情的サポート	点	成長的サポート	点
上司は私が新しい仕事で落ち込んでいるとき、元気づけてくれた		上司は私が新しい仕事で技能を獲得することに力を貸してくれた	
上司は私が新しい仕事で悩んでいるとき、相談に乗ってくれた		上司は私が新しい知識を吸収するのを援助してくれた	
上司は私が新しい仕事で気が動転しているとき、同情を示してくれた		上司は私が新しい仕事における課題を克服できるよう助言してくれた	
上司は私が新しい仕事で動揺しているとき、慰めてくれた		上司は私が新しい仕事でスキルアップできるように手助けをしてくれた	

上司は私が新しい仕事で頭を悩ませているとき、気を紛らわせてくれた		上司は私が新しい仕事で成長できるように補助してくれた	
その他なんでも記入可			

(5)感情的サポートのアンケート結果（点数）

	合計得点	割合
基準値	375点	100%
回答者	281点	75%

(6)感情的サポート欄記入コメント

● 「元気」コメント

・以前勤務したスタッフがいないため、心配と不安でしたが、上司の声かけで元気がもらえた。傾聴してもらえることで不安が軽減した。

・上司が毎日、顔を見せてくれ、安心した。

・現状を理解してもらえた。

・部署内の出来事に耳を傾けてくれた。

・話を聞いてくれた後、否定ではなく、励ましてくれた。

● 「同情・慰め」コメント

・大丈夫と慰めてくれた。

・上司の頑張る姿に自分も頑張ろうと思った。

・勤務体制を変更するとき、困っているときなど、相談に乗ってくれた。

・お茶に誘ってくれた。

● 「相談」コメント

・まとめたデータを評価してもらい、嬉しかった。

・いつでも相談に乗ってもらえ、助言がもらえた。

(7)成長的サポートのアンケート結果（点数）

	合計得点	割合
基準値	375点	100%
回答者	275点	73%

(8)成長的サポート欄記入コメント

● 「力と援助、手助け、補助」コメント

・研修会やセミナーに参加することができた。

・経営数字について、また、役割について勉強会を実施してくれた。

・課題に取り組んでいるときも助言があった。

・統合初年度での病棟運営に助言がもらえ、サポートしてもらえた。

・優しく見守られていることを常に感じた。

● 「克服」コメント

・自分の取るべき姿に確認することを学べた

・面接の方法や関わり方を学べた。

・毎日、声かけがあり、困難なことにも取り組めると思った。

(9)アンケートのまとめ

　感情的サポート面の合計点数は281点、成長的サポートの合計点は275点であった。基準値を100%としたとき、73%以上を超えており、声かけは有効的だったと考える。

　コメントにもあるように、混在したチームを纏める看護師長達は、上司（看護部）の支援を待っていることがわかる。

　組織変革したときは看護部長・看護副部長が現場にでて、看護師長と顔と顔の見える化を図ることの重要性を学ぶ。そして、サポート支援のキーワードを見つけることもできた。

⑽アンケート結果から見えたサポート支援のキーワード６つ

サポート支援のキーワード６つ

◎1. 顔と顔の突き合わせ　　◎2. 声かけ支援を行う
◎3. 相手を承認する　　　　◎4. 傾聴する姿勢をもつ
◎5. 励まし、助言をする　　◎6. 職場をはなれた気分転換

５．合併前の合同学習の効果（医師、看護師からのコメント）

❶医師からのコメント

(1)子どもを一緒に見るという積極的な姿勢があり、頼もしい看護師の姿がある。

(2)病棟は診療科が混在しているが予想以上に積極的に取り組む看護師の姿がある。

(3)合併前の研修が活かされ、経験を重ね、成長する看護師がいる。

❷看護師からのコメント

(1)新しい分野の恐怖感が減少した。

(2)業務は前向きに取り組めている。医師ともよい関係が成立している。

(3)まとめ

　　経験のない診療科の学習会は、事前学習で医師とよい関係が成立し、医師からは日々成長している看護師の姿があるとコメントをもらえ、事前合同学習会は効果的だった。

６．新病院における経営への挑戦

❶地域包括ケア病棟開設

開設理由

(1)DPC Ⅲ期の患者が全体の約29％入院しており、この患者の入院単価は16,000～28,000円／日の範囲である。

(2)地域包括ケア病棟は包括収益約30,000円／日である。DPC Ⅲ期の患者より入院単価が高い。

(3)一般病棟の看護必要度 1 （30％以上）をクリアする必要がある。

(4)地域に地域包括ケア病床の受け皿が不足している。

　上記の(1)〜(4)の理由を幹部会に提案し、地域包括ケア病棟を 1 病棟の開設することになった。

　79床リニューアルの病棟に38床開設することが決定する。

❷地域包括ケア病棟認可（2019年 4 月）

(1) 6 か月間の開設準備：2018年10月より、2019年 3 月までの 6 か月間を 7 対 1 の看護体制と並行して、地域包括ケア病棟立ち上げのシミュレーションを行った。

(2)認可後は看護体制10対 1 で開始する。看護補助者を 5 名配置する。

　補助者は傾斜配置が認められている。

(3)歩行困難な患者用の浴室を設置した。

(4)廊下幅が2.1ｍのため（規定は2.7ｍ）、廊下片側の病室をなくし、38床で発足した。

(5)看護必要度 1 は10％以上確保（2020年度より、看護必要度のⅡは、11％以上確保となる）。

(6)自宅への退院は70％以上あること。80〜90％あり基準をクリアした。

　結果、(1)〜(6)の書類提出を行い、厚生局より、2019年 4 月より、地域包括ケア病棟の開設許可がおりた。

※2020年度より、一般病棟からの転棟患者は60％未満であることが規制された。

❸急性期入院基本料 1 看護体制維持（7 対 1 ）

　急性期入院基本料　 1 （7 対 1 の看護体制（341床）維持）

(1)平均在院日数（10〜11日）

(2)看護必要度 1 （基準30％以上）は36％でありクリアしていた。2020年 4 月より看護必要度Ⅱ（29％以上）に変更となる。

(3) 6 階病棟（ 6 Nと 6 S）の合計54床を管理上（書類上） 1 つに纏めた。

　　運用は看護師長を 2 名配置し、 2 病棟として管理した。効果は 1 人平均夜勤時間72時間以内を維持できた。夜間看護師数を 1 、 2 名減数でき、一般病棟の夜勤応援が可能となった。

(4)2020年度診療報酬改定の点数は1591点から1650点となった。

❹急性期看護補助加算25対１

　　補助者の数は既定（34名）の半数以上（実績19名）を示し、2020年度の診療報酬改定では210点から250点となった。

❺夜間看護補助加算100対１の加算維持

　⑴入院患者数は直近１年間の患者数であり、基準値3.0に対して実績数は3.1とクリアしていた。

　⑵夜間看護補助加算は傾斜配置であり、2020年度の診療報酬改定では70点から100点にアップした。

❻夜間看護職員加算12対１取得

　　●準夜帯、深夜帯の入院患者数を夜勤者数で割る。

　　例　準夜帯患者300人÷合計夜勤者30人＝10人

　　　　深夜帯患者305人÷合計夜勤者30人＝10.2（11人）（小数点以下切り上げること）

　　●看護師１人の受け持つ患者数が12人以下であればクリア。

　　●毎日に夜勤帯の患者を全体の夜勤者数で割るため、毎日のチェックが必要である。

　　●2020年度の診療報酬改定では95点から105点にアップした。

❼特定病棟HCU（12床）は看護体制４対１、SCU（３床）は看護体制３対１、NICU（６床）は看護体制３対１の加算維持

　⑴HCUは看護必要度Ⅰを80％以上維持する規定あり。90％を維持。

　　勤務者は各勤務帯（深夜・日勤・準夜帯）に患者数÷４の数だけを配置する必要がある。

　⑵SCU/NICUは看護体制３対１であり、各勤務帯に患者÷３で配置する。SCUは３÷３＝１　各勤務帯に１名勤務者、NICUは６÷３＝２　各勤務帯に２名の看護師を配置する。

❽重症度・医療・看護必要度の維持

　　看護必要度Ⅰは31％以上、看護必要度Ⅱは29％以上をクリアすることの規定あり。

2020年4月の診療報酬改定で400床以上の病院は看護必要度Ⅱが必須となった。看護必要度は3か月間の平均を表示する。

計算式

3か月の重症者数（7850）÷3か月の入院患者数（20020）×100＝39％となる。
看護必要度Ⅱは3か月平均39％（29％以上）であり、クリアした。

❾ DPC 係数アップに貢献

(1)県内同規模の病院の中で、DPC 係数は下位だったが、新病院になり、上位（10位以内）にはいった。

(2)看護部で取得できる加算合計は0.234であり、当院の機能評価係数1の約79％を占め、経営に貢献している。

看護部が取得している DPC 係数表 （機能評価係数1）

項　目	DPC 係数
急性期一般入院料　1（7対1）	0.1
25対1　急性期補助加算（5割以上）	0.053
夜間100対1　夜間看護補助加算	0.0177
夜間看護体制加算	0.0151
夜間看護職員　12対1加算	0.024
医療安全体制加算　1	0.0029
医療安全地域連携加算	0.0017
感染防止対策加算　1	0.0135
感染防止対策地域連携加算	0.0035
合　計	0.2314
機能評価係数　1	0.293

診療報酬改定は2年毎に実施される。

看護部長は取りこぼしがないように意識する。医事課と共同で行うとよい。

❿救急外来部門貢献（救急車搬入増加）

救急外来受け入れ状況

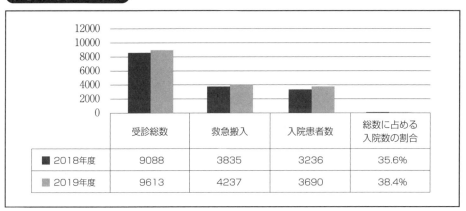

	受診総数	救急搬入	入院患者数	総数に占める入院数の割合
■ 2018年度	9088	3835	3236	35.6%
■ 2019年度	9613	4237	3690	38.4%

⑴救急車の搬入件数は、合併した年度は11か月間の合計ではあるが、279件増加し、3835件となった。2019年度は約400件の増加となった。

⑵救急車搬入患者の約62％は入院患者となり、医業収益に貢献していた。

⑶救急搬入患者は看護必要度取得に貢献した。

⑷救急外来勤務を当直体制から、変則２交代制勤務に変更したことにより、長時間拘束から心身ともに解放され、受け入れ患者数が増加した要因である。

⓫手術件数増加

手術件数合計　合併前（2017年度）〜合併後（2019年度まで）

手術件数 総合計	合併前（３病院合計）	合併2018年度	2019年度
	2289件	2586件	3520件

（2018-2019年度）

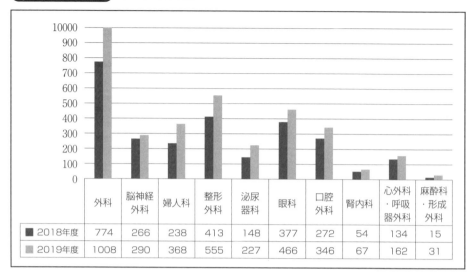

	外科	脳神経外科	婦人科	整形外科	泌尿器科	眼科	口腔外科	腎内科	心外科・呼吸器外科	麻酔科・形成外科
■ 2018年度	774	266	238	413	148	377	272	54	134	15
■ 2019年度	1008	290	368	555	227	466	346	67	162	31

(1)麻酔医が２名増えたことにより、手術件数は合併後300件ほど増加した。手術室は７部屋あり、フル稼働する日も出てきた。

(2)全身麻酔の手術は2586件中、1507件を占め、58.3％を占めた。

半数以上が全身麻酔の手術となり、入院単価アップに貢献した。

(3)手術室勤務体制変更

緊急手術対応のために当直制を導入した。合併直後は３人待機制をとっていたが、１名を当直者、２名待機に切り替えることにより、緊急時すぐに手術部屋の準備が可能となった。

⓬ＩＣＵ（４床）特定集中治療室管理加算

(1)８月（１か月間）のシミュレーション後に2018年９月より取得。

(2)規定はICU専従医師の日当直表が必要であり、ICU勤務中の医師はその他の業務と併せてはならない（厚生局より）。

(3)集中治療室のＩＣＵは、看護体制は２対１である。

ICU の成果表

入院日数	点数	看護必要度	２月迄（半年間）の収益
７日以内	7579	７割以上の該当者が必要	127,386,676円（約１億３千万円の収益）

分娩件数と帝王切開率

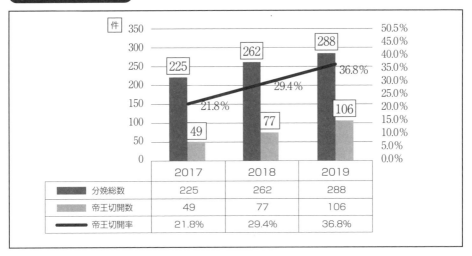

	2017	2018	2019
分娩総数	225	262	288
帝王切開数	49	77	106
帝王切開率	21.8%	29.4%	36.8%

⑷13か月間運用する。医師不足と HCU の運用を鑑み、ICU を HCU に
変更した。ICU の医師の日当直が不要になった。

⓭分娩件数増加（合併前2017年度〜合併後2019年度まで）

　合併後は年間分娩件数が30件から40件増加した。地域からの紹介もあり、帝王切開率も30％を超えるようになり、NICU の対象児が増加してきた。

⓮平均入院単価と平均外来単価表（2018年度抜粋）

	５月合併	９月	10月	３月	年間平均
入院単価	54,492	59,233	61,129	58,052	60,000円
外来単価	13,608	14,477	14,057	14,984	14,000円

　入院単価が約10,000円増加したことにより、収益増につながった。
2020年度に入り、入院単価65,000円、外来単価17,000円になった。

⓯地域医療支援病院獲得をめざした地域医療センターの立ち上げ効果

　当院の2017年度の紹介率24.7%、逆紹介率43.7%であり、新病院構想の１つに掲載された地域医療支援病院獲得には程遠いデータであった。そのため、新病院開設に先行して地域医療センターを立ち上げ、地域医療支援病院の獲得を目指すこととした。

　地域支援病院を獲得する基準値は①紹介率80%以上、②紹介率65%以上・逆紹介率40%以上、③紹介率50%以上・逆紹介率70%以上であり、当院は③の基準値を選択することにした。

　地域医療センターは副院長がセンター長となり、看護師３名、MSW４名、事務員２名で発足した。発足後以下の内容に取り組んだ。

(1)地域医療施設の訪問（訪問施設85施設）

　　当総合病院と地域医療施設との医療連携の現状を明らかにし、総合病院と地域医療施設の役割を明確にするとともに、これからの連携のあり方を提案することとし、地域医療施設85施設を訪問した。訪問時はアンケートを持参し、無記名で郵送返却してもらうこととした。アンケートの内容は、①総合病院への紹介理由②総合病院への期待と要望　③紹介状・情報提供書の返却状況　④その他困っている点や課題などについて聞いた。

(2)アンケート結果（複数回答）

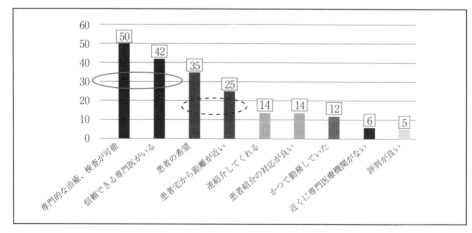

　　アンケートの回収率は64施設、75.3%、有効回答率100%であった。

　　●紹介理由

　　　①専門的な治療・検査ができる（50）②信頼できる専門医がいる（42）③患

者が希望する（35）④患者宅から距離が近い（25）⑤逆紹介してくれる（14）
⑥受け入れの対応がよい（14）の順であった。
●総合病院への期待と要望については（複数回答件数）
　　非常にそう思う・思うと答えた方は、①救急医療・集中診療体制の充実
（60）②地域医療連携の充実（57）③相談支援など患者サポート体制支援（53）
④専門的な診療体制の充実（53）⑤高度医療機器の充実（52）⑥セカンドオピ
ニオンなど外来体制の充実（43）⑦健診など予防医療の充実（38）であった。
●紹介状・情報提供書の返却状況やその他困っている点などについて
　　①紹介患者の情報提供書の返却が悪い。総合病院内で転科した場合はほとん
ど、返書がない ②救急患者の受け入れがスムーズでない ③電話がつながりに
くい ④駐車場がなく不便 ⑤地域医療施設と総合病院の診療時間が違う 特に
土曜日など受け入れが悪い ⑥地域医療施設医の役割を理解してくれていない、
などが記載されていた。

地域医療施設医と総合病院医の違いについて

項　目	地域医療施設医	総合病院医
役割	総合診療医である	専門医である
患者像	看板科以外の様々な患者が来院する。年齢に制限がない。時々、外来患者に重症者がいる。	ほぼ、専門疾患中心に診られる。専門以外は他の医師に依頼可能である。
設備と診断	CT.MRIなど保有していない。確定診断に困る。	CT・MRIあり。確定診断が可能である。
精神的な負担	自己診断、判断で検査結果など悪いと心配する。	院内チームで支援し合える。
経営	ほとんど、直接の経営者である。	間接的な経営者である。
カルテ類	紙カルテがほとんどである。	電子カルテである。

(3)課題に対する対策
　●紹介患者の返書チェックを行う。電子カルテ上にラベルを貼布し注意喚起する
　　のは、地域医療センターと各部署の看護師長が、協力して行う。
　●①電話交換室の人員を二人体制とする ②電話混雑時は医事課または事務総務
　　課へ電話が自動転送できるようにする ③地域医療センターに直通のホットラ

インを設置する ④地域医療施設医と総合病院医の役割の違いをセンター長が
医局会で伝達する ⑤地域医療センター職員は平日の遅番（19時まで）勤務と
土曜日午前勤務体制を組み入れ、地域からの紹介患者を受け入れる。

(4)2回目の医療施設訪問実施（42施設）

　　循環器内科と腎臓内科の部長が同伴し、1回目訪問した施設のうち42施設を訪
問した。挨拶廻りを兼ね、1回目に提出された課題への取り組み内容を報告した。

　　地域医療施設医からは、紹介患者の受け入れがスムーズになった。電話もすぐ
対応してくれるため、紹介しやすくなった。情報提供用書や返書はほぼ、返却で
きていた。設置したホットラインは非常に便利であり、活用している、と述べて
いた。

(5)地域医療センター立ち上げの効果

ホットライン設置及び訪問後の紹介患者数 （地域医療センター経由）

	12〜1月	2〜3月	4〜5月	6〜7月	8〜9月	10〜11月
ホットライン経由	8	9	10	16	15	22
紹介患者数	63	84	73	83	71	86
合計	71	93	83	99	86	108

（平成16年12月〜平成17年11月迄の2か月毎の合計）

　　地域医療センター開設後の紹介率・逆紹介率の推移はともに増加したが基準値には
まだ遠い値であった。

　　また、選定療養費が1,300円であり、紹介状を持参しなくても、患者にとっては負
担にならないこともわかり、新病院発足と同時に選定療養費を3,250円に増額し、
2019年度には5,500円と増額し、地域医療機関からの紹介を促した。

(6)結果

紹介率の推移 （合併後2018年度〜2019年度）

	4月	5月	7月	9月	10月	12月	1月	2月	3月
2018年		44.6	48.4	45.0	56.6	56.8	52.8	54.3	58.6
2019年	68.8	68.9	74.9	75.0	76.1	77.9	77.3	76.8	78.7
2020年	73.7	79.9	78.8	85.9					

　　新病院になり10月より、紹介率は基準値（50％）を超えるようになった。

逆紹介率の推移

	4月	5月	7月	9月	10月	11月	12月	1月	2月	3月
2018年		47.3	55.3	61.5	64.6	73.7	78.5	70.9	81.9	78.7
2019年	87.1	79.1	88.4	92.6	131	137	112	98.9	97.6	1.3
2020年	110	112	94.6	117						

(7)地域医療支援病院獲得する

　　紹介率及び逆紹介率が地域医療支援病院取得の基準データを1年間クリアして
おり、2020年4月に申請し、2020年9月1日に受理認可された。

(8)その他

　　認知症ケア加算2（30点から改定後100点）の取得、排尿自立指導料（200点）
を取得し、病院経営に貢献している。

⓰損益計算書（簡易キャッシュフロー）

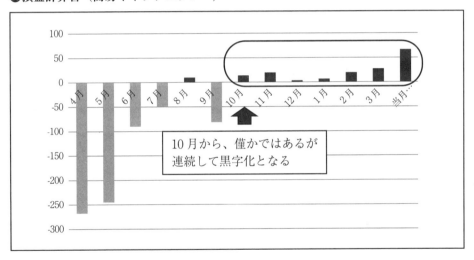

(1)合併から半年後、簡易キャッシュフローが黒字化となった。

(2)合併後、医師が集約されたことにより、救急外来の人手不足問題の解消や放射線
　　によるがん治療など新分野の取り組み、集中治療室稼働や分娩件数増加など、合
　　併による効果は大となった。

まとめ：3病院の統合前後に関わって

　合併から6年間の歳月を経て、2018年5月、待望の新病院が完成し、地方独立行政法人桑名市総合医療センターとして、発足するまでの3年間の関わりを述べてみた。

　理事長の挨拶では「日本でも数少ない官民の統合病院です。桑員地区の皆さまの健康を守る病院として誕生しました。今後は桑員地区の中核病院として役割を果たしていきます」と、新病院の役割を提言している。

　今回の合併で一番エネルギーをつぎ込んだのは、合併前の看護師確保と看護師の配置であった。看護師が97％も残ってくれたことで、新病院は順調に運用できたと考える。

　どの医療施設でも、看護師数は職員数の7割近く占める最大の集団である。看護師は組織を変革させる底力を持っており、大集団の「看護部が変われば、病院全体が変わる」との信念を持ち、様々な案件に対し、ポジティブに取り組んでいる。

　しかし、看護部だけではどうすることもできない。医療は日々、チーム医療の展開である。その中で、稼ぎマンである医師を上手に、支援していくのが看護部長の役割でもある。

　病院経営は健全な経営を目指す必要がある。この経営への挑戦は、医師をはじめ、全ての職員が意識して取り組まなければよい結果は出てこない。各職種の取り組みを、数値化・可視化し、全職員で共有することが重要と考える。この取り組みが病院の幹部に評価されると、現場の職員は背中を押され、もうひと踏ん張りできるはずである。

　看護部長の現場への関わり方は、常に現場に出向き、承認・感謝・励ましの言葉かけを意識して実施する、傾聴する姿勢を常に持ち、意見を吸い上げて、上司への提案するなど、解決していくことが必要である。職員が生き生きと働ける職場環境を醸成するのも、看護部長の肩にかかっていると思っている。

　病院の規模に関係なく、どの看護管理者も大変である。楽しく看護管理ができることをイメージして取り組んでほしいと思う。

あとがき

　2020年の滑りだしは、脅威を振るう新型コロナ（COVID-19）で世界が一変しました。

　世界中の医療現場では、心身ともに疲労がピークに達し、それでも使命感にあふれ、日夜奮闘している医療従事者達がいます。医療従事者は役割として、患者を守ることが使命ではありますが、私達も自己管理に気を配り、心身ともに健康で、生き生きと働ける職場を創りたいです。

　そして、地域の皆さんが自己を守り、他人を守る行動にも期待し、この「コロナ」難関を乗り切りたいと日々願っています。

　感染者の発生はまだ続いており、予断は許しませんが、次のパンデミックが来ることも念頭において、職員のサポートをしていきたいです。

　今回8つのキーワードをもとに、いくつかの病院で展開した私流の管理方法を紹介したので、何か壁にぶつかったときにヒントになれば幸いです。

　コーヒーブレイクの内容を読むと、こんな人が、看護部のトップなのだと、安心して管理者がやれるような気分になるかもしれません。

謝辞

最後に監修していただいた
竹田理事長・白石副理事長に深謝いたします。

参考文献

野中時代（2011）『“野中流” リーダーシップコーチングによる看護部主体の経営改善』看護部通信 4-5月号 60-70 日総研

野中時代（2014）『大島敏子監修 経営感覚と経営の心を両立させる組織つくりとマネジメントの鉄則──経営感覚と看護の心を両立させるマネジメントとは何か 看護部長としての実践から』 メディカ出版

山田朝夫（2016）『流しの公務員の冒険 霞が関から現場への旅』時事通信社

田村由美（2012）『新しいチーム医療 看護とインタープロフェッショナル・ワーク』看護の科学社

太田肇（2015）承認欲求 東洋経済新報社

松村啓史（2017）『看護イノベーション あなたも組織も元気になる今日からできるアイディア満載』メディカ出版

開本浩矢（2016）『入門組織行動論』中央経済社

浅川智仁（2019）『会話と人間の心理法則』三笠堂

嶋田利広・尾崎竜彦・川崎英樹（2017）『実践経営承継を成功させる SWOT 分析』株式会社マネジメント社

小野義直・宮田匠著（2018）『ビジネスフレームワーク図鑑．すぐ使える問題解決・アイディア発想ツール70』 株式会社アンド

深澤優子（2020）『看護事例でわかる部署目標・戦略策定 SWOT 分析』日総研

竹田寛（2018）桑名市総合医療センターのチャレンジ－官民の病院統合による地域医療再生への取り組み

野中時代（2018）『シームレスな地域医療連携の実現を目指した自治体立病院の取り組み』滋慶医療大学大学院修士論文

著者プロフィール

野中 時代（のなか じだい）

1949年生まれ。
長崎県出身。愛知県在住。
地方独立行政法人桑名市総合医療センター顧問。

学歴	国立名古屋病院付属看護助産学校助産科卒。日本福祉大学大学院社会福祉学研究科福祉マネジメント専攻修士課程修了、滋慶医療科学大学院大学医療安全管理学研究科医療安全管理学専攻修士課程修了。
資格	看護師、助産師、認定看護管理者。
職歴	看護部長職歴任（稲沢市民病院、常滑市民病院、名鉄病院、桑名市総合医療センターなど）。東日本大震災後は福島県浜通り地区の医療施設支援中。
受賞歴	日本看護協会長賞、三重医学貢献賞。
共著	『「経営感覚」と「看護の心」を両立させる！ 組織づくりとマネジメントの鉄則』（大島敏子 監修／メディカ出版 2014）

働きやすい病院を明るく楽しく創るために －知って得する対応力アップのコツ－

2021年5月15日　初版第1刷発行

著　者	野中 時代
発行者	瓜谷 綱延
発行所	株式会社文芸社
	〒160-0022　東京都新宿区新宿1－10－1
	電話 03-5369-3060（代表）
	03-5369-2299（販売）

印刷所　図書印刷株式会社